仮病の見抜きかた

國松淳和
医療法人社団永生会
南多摩病院 総合内科・膠原病内科

金原出版株式会社

伝えようとした瞬間に
伝わらなくなり
隠そうとした瞬間から
伝わってしまう

はじめに

本書「仮病の見抜きかた」は、筆者である私が創作した十篇の短い小説からなるエピソード集の形式をとっています。ただし、医学出版社からの出版物ですし、また私は小説家ではなく一介の臨床家ですから、内容は臨床医学に関するさまざまな意図が込められたものとなっています。

患者さんの症状というものを医者はどのように捉えているでしょうか。実はこれだけ検査機器が発達した現在でも、患者さんの発する言葉から汲みとっています。今これを聞いて素直に「そうなのか」と思われたでしょうか。

いきなりですが「言葉から汲みとります」というのは正確ではありません。実際には、患者さんの発した言動だけでなく、表情、声色、服装、姿勢、動作、そして行動などから症状を汲みとります。付き添いの方がいる場合には、その人とのやりとりの様子、その人の患者さんに対する眼差し、態度、言葉なども情報になります。

また、言語化するのは難しいですが、患者さんの雰囲気、発する空気感、間合いといったものも、患者さんの把握につながりおそらく診療の役に立っているのだと思います（医者の側も無意識に捉えているはずです）。

「仮病の見抜きかた」というと、「偽った症状を暴く方法」といった趣で本書の内容を捉えておられる方も多いかもしれません。私は本書の中で、仮病というものがどのようなものかについて述べてはいますが、でっち上げた症状や偽物の病気などを暴く方法についての指南をしたいわけではありません。

患者さんの症状というのは本当にわかりにくいものです。なので、診療の場ではいろいろなすれ違いが起きます。実際に患者さんの中で何が起こっているかを汲み取るためには、患者さんの発するものすべてを情報源とし、よく観察し、よく感じ取る。「仮病の見抜きかた」とは「患者さんのことをよく知ること」という意図が本書にはあります。

ここで大事なことを述べておきます。本書のエピソードの中の登場人物やその細かな設定、場面や場所などは全てフィクションです。医師や患者さんとして描かれている人物の発言・行動についても、実際上のことや事実とは異なります。中には病状や個人情報などをありありと描写している場面もあろうかと思いますが、それらも含め全てフィクションとなっています。

次に本書で伝えたいことについて述べます。

まず読者が医療従事者・医師である場合です。本書はあくまで医学書ですので、例えば、ある疾患・病態について専門家として読者に伝える意図があります。しかし伝統的な教科書的記述のスタイルでは、知識はついても実際の患者さんに運用できるようになるところまで身につけるのは難しいということがあります。

それとは別に、症例報告やケース・スタディのような形式で描写するという方法もあります。これはかなり有用ですが、患者や医師の「気持ち」の描写は排除されます。その点、本書は違います。登場人物の気持ちや行動を生々しく記述してあります。こうした形式による臨床問題の記述は、医学書として読者に知識を伝える手法としてはかなり斬新なものなっているはずです。こうした視点でもどうぞご覧ください。

本書は、一つのお話が「エピソード」「賢明な読者へ」「エピローグ」と三つのパートから成っています。医療従事者・医師が読者である場合には、まさにこの順に読むと良いでしょう。間に入る「賢明な読者へ」というパートでは、そのエピソードで扱われる疾患・病態について、あるいはエピソードから読み取れる医学的なポイントについて、筆者である私が解説的に記述しています。登場人物の気持ちや意図などにも触れているので、少々、その後に続く「エピローグ」に関するオチ的な内容も含まれます。

初めて読まれる場合には「エピソード」→「エピローグ」と読んでから、最後に「賢明な読者へ」のパートを読んでも面白いかもしれません。


次に読者が医療従事者ではなく一般の方の場合ですが、それですと本書は医学書（専門書）ですから「賢明な読者へ」のパートの記述内容は、やや難解と感じられることでしょう。もちろん背景知識としてどんな事情や医学的背景があるのかと関心を持って読まれるのは歓迎ですが「エピソード」→「エピローグ」とだけ一気に読んで、それを短い小説として読まれるのもおすすめです。

念のため申し上げますが、読者自身が患者当事者である場合の注意点です。本書の各エピソードには、本書の性格上、医師や医療従事者たちが患者の裏で赤裸々に自らの気持ちを語っているようにも受け取られる描写が少なからずあります。得てしてこうした本音というのは、立場によっては、聞いてしまうと気分を害する方がいるものです。

ただ繰り返しますが「エピソード」や「エピローグ」の部分は、フィクションであることをご理解いただきたいのです。もし不快に思われた際には、フィクション（筆者の表現）であることをご理解いただき、どうにかご海容いただければと思います。

さて、各エピソードのはじめにタイトルとそれに付随して置かれている〈ちょっとした言葉〉は、詩人である尾久守侑氏に書いていただいたことを、ここに御礼とともに申し述べておきます。

彼は精神科の臨床医でもあり、私とは共通の話題でいつも盛り上がって話が尽きない間柄です。私たちは、フランスの神経内科医だったジャン＝マルタン・シャルコーが、神経学のたくさんの業績を残した後にヒステリーの研究に関心が移ったことについてよく話します。臨床をやっていると、多くの医師が「これはヒステリーだ」と言って単なる心因性だとして片付ける症状にしばしば遭遇します。私たちはシャルコー先生を師と仰いでいます。「ヒステリーという症状（現象）を事実として発しているのだから、それには理由がある。だからヒステリーは器質性と言っていいのではないか。やっぱりシャルコー先生は凄い」などと、いつも私的な場で語り合っています。「心因を見抜く」などおこがましい話で、臨床医にできることは、器質を見抜くことだけだと思っています。

本書の企画は、金原出版の中立さんによるところが大きいです。最初に彼が作り上げた企画書のアウトラインをそのまま、あまり大きな変更がなされずに一気に執筆、脱稿にまで至りました。このようなおかしな本は、國松と中立さんの組み合わせでしか作れないと信じています。この場を借りて感謝申し上げます。

読む人を少しも限定するつもりはありません。書店の皆様へ。この本はどのコーナーに置いてもらっても構いません。本書が多くの人にとって興味深く楽しめるものになれば嬉しいです。文字どおりご笑覧頂ければこの上ない喜びです。

平成三十一年四月吉日

医療法人社団永生会 南多摩病院 総合内科・膠原病内科
國松 淳和

目次

賢明な読者へ

Episode1

クロ

誰かが捨てた
瞳の奥に
色をみつける
仕事がある

食事時ではない病院のカフェは、人がいないから好きだ。特に日没後は患者や面会者、職員の利用も少ないからまさに閑散としている。普通、日が暮れたら誰しも家に帰りたい。人が少ないとそれだけで気が楽で、研究アイデアを練ったり資料作りなんかがとてもはかどるので、私は一日一回は独りになるようにしている。

が、そういう一見私の「空いた」時間を狙う者がいる。私に付いて、臨床研修をしているいわゆる研修医だ。彼ら・彼女らは実に目敏《めざと》い。いや、この「敏い」は研修医たちの場合には、「目賢《めざと》い」という漢字を当ててやりたい。彼ら・彼女らは私に声をかけやすいタイミングを確実に把握している。研修といってもいわゆるオン・ザ・ジョブ・トレーニングがほとんどだから、研修という名の「業務」の荒波をサバイブするためには、要所は指導医に頼るしかないのだ。

◆　◆　◆

その日も夕方十六時過ぎ頃、病院のカフェで私は資料整理をしていた。とある患者さんの病歴をまとめていたのだが、そこへ今年から三年間の研修の予定で私に付いている内科専修医がやってきた。彼もさすがである。ピンポイントで私の居場所を突き止めてきた。目的は入院している患者さんの治療方針の相談だ。彼はその相談が終わった後、私の広げている資料に関心を寄せてきた。

「すごい患者ですね」

と、彼は資料をろくに見ずにそう言ってきた。ただ、それはその感想でよかった。資料といっても、広げていたのは「紹介状」だったのだが、普通と違っていたのはそれらが七十数枚にも及ぶものであった点だ。当然一人の患者の診療情報である。もはや診療情報提供書とは言い難い。さながら裁判資料である。そして実はこの患者さんは、数々の医療機関からずっと〈仮病〉とされてきた患者だった。

「へぇー、どんな患者さんなんですか？」

最近の若者は真意が掴みにくい。本当に症例として関心があるのか、興味本位なのか、社交辞令なのかわからない。

ところで、人の心はわかりにくいというのは本当だろうが、それよりも「自分の気持ちを人に伝える」ということの方が難しいのだと思う。それは色々な事情や背景のせいだと思われるが、人はあまりに辛いと認知が歪むのだろう。すると、何というか、自分で自分の状態が、何が何だかわからなくなるのではないだろうか。人は本当に辛いことほど言葉に出して言えないものだ。

◆　◆　◆

「はい、どうぞお入りください」

診察室に呼び入れたのは、大量の枚数の紹介状をもって今日初診となった三十六歳の男性の患者さんだ。白地のＫａｐｐａのジャージで下はライトブルーのデニム。左耳にはピアス、顔は日焼けしていて、袖口から見える手首には刺青を覗かせている。これだけでもある意味印象的といえるが、もっともっと印象的だったのは、彼の眼だった。まるで小説のような表現になってしまうが、こういう眼を「捨て猫の眼」というんだろう。全く医者や病院というものを信用してないという眼だった。

「どうも。お願いします」

「随分遠くからいらっしゃいましたね」

「はい。でも何とかなりました」

言葉遣いは丁寧だった。口調は弱く、全体的な雰囲気や物腰も強気な感じではなかった。くたびれていた。その後のやりとりも、言葉は少なかった。もともと知人の小さな建設系の会社に勤めていて、わけあって五年前からその会社を事実上引き継いで、当時多忙を極めていたそうだ。本人曰く、その頃からか、ここぞという時に強烈な腹痛がきてしまうということを繰り返していたという。

「元々……あったんですよ。ほらよく過敏性なんとかって。すぐお腹痛くなって下しちゃう。でも下せないのも嫌なんすよ。だから下剤とかもらうんですけど、うまくいかなくて」

「仮病みたいに思われてたんですか？」

「そうなんすよ。最初はいちいち噛み付いてたんですけど、最近はもう」

と奥様らしき女性に目配せした。女性は元々うつむいていた首をさらに頷きながら垂れた。が、すぐに顔をあげて話し始めた。

「確かに元々お腹は弱くて私も最初は笑ってました。無理するタイプだし、この人も緊張に弱いんだなって。でもここ一、二年かな……もういつからかわからないですけど、お腹が痛いっていう時はあぶら汗をかいて、とりあえずほんとに辛そうなんですよね。でもそのうち近くの病院で診てくれなくなっちゃって。すぐ治っちゃうらしいんですよ」

実はそれは知っていた。この男性の診療を引き受ける時に、紹介元の先生から突如私に電話がかかってきて直接お願いの連絡があったのだ。その先生は、まさに「初めまして」から話し始めた。私はカンファレンスに出席中だったが、ちょうど退屈していたので退室して廊下でその先生のプレゼンを聞いていたのだった。

対話だと、紹介状やカルテには書けないような情報もやり取りできるものだ。この電話のやり取りの中で、紹介する患者が地元A市では有名な暴走族である「ブラックパンサー」というチームの元リーダーだったと教わった。当然ブラックパンサーなど私は知らないが、日本語にすれば「黒豹」。暴走族といえば、何台もの改造車を連ねて夜の公道をうるさく暴走するイメージである。一方、黒豹といえば一匹狼のイメージだったので、面白いチーム名だなと可笑しくてつい笑ってしまったのを思い出した。今思えば狼と豹は全然違う。

「その後いろいろあったみたいですが、今は真面目に働いているみたいです。体調が治って元気になったら、結婚式を挙げてやりたいなみたいなことも言ってました」

「でも本当に仮病なんですかね。よくわからないんですが、お願いします」

と、半ば一方的に私に情報を伝えて電話は終わった。

◆　◆　◆

「それでどうなんですかね、俺。病気ですか？」

この、元ブラックパンサーの彼は本当に〈仮病〉なのだろうか。彼がどうして〈仮病〉のように扱われてしまってきたかについて、紹介元の先生のお話と紹介状の記載内容から、その経緯については把握していた。

彼はまず、基本的には過敏性腸症候群があったそうだ。ただ過敏性腸症候群というのは心身症的側面があって、つまり自身での疾患の理解と管理を要する。身体を大事にしたり休んだり規則正しい生活を心がける必要があるのに、それをしない。だから症状が悪化する。お腹を壊してしまうとわかっていても、濃厚な豚骨ラーメンを食べてしまう、仲間と飲んでしまう、仕事で長時間運転をせざるを得ない、といったように、行動を修正できず、症状を改善できずにいたのである。

そういう患者が、ある時からものすごい腹痛に襲われるようになった。ただ、すでに述べたように彼は当時とても多忙で、昼間は腹痛を我慢して働き、我慢できなくなった夜などに、受診できる救急病院に駆け込む、というようなことを繰り返していたという。その都度「急性腸炎」「虫垂炎疑い」「腹膜炎」などといわれていたが、確たる診断はつかなかった。医療者ならわかると思うが、この受療のかたちでは確定診断はつかない。継続して昼間に受診しないと駄目だ。そういえばこれはまるで銀行みたいだ。私も夜ばかり受診する患者に対してつい苦言を呈してしまうことがあるが、私も常日頃、一五時で窓口業務が閉まる銀行に苦言を呈しまくっているからお互い様だ。

元ブラックパンサーの彼は、夜間の救急外来でたびたび相当荒れた。痛さのあまり苛立ち、医師やスタッフに突っかかった。そういうことが続くと受診を拒否する病院もあった。彼としても、検査をしても結局「わからない」と毎回言われるから、腐ってしまい検査を拒否したこともあった。中には、入院を提案してくれた先生もいたそうだ。ただ、多忙を理由にそれも拒否し、翌日も腹痛と熱で苦しみ結局また夜間外来を受診するという、まあ明らかに不適切な受診行動をとることもあった。

よい医師・患者関係を築けず、適切な医療契約を結べないと、それを理由に受診を拒否すると決めておく暗黙のルールがこの業界にはある。いわゆるブラックリストというやつで、それに入れられると、ある医療機関にもうかかれなくなることがある。これは業界の中では不文律となっている。

◆　◆　◆

ある日この患者は、いつも通りの強い腹痛とそれに加えて発熱があったので、夜間に救急外来を受診した。その時みてくれたのが外科医で、その医師に腹膜炎と判断され虫垂炎の疑いということで入院したそうだ。この時は患者もあまりに辛く、そして繰り返してもいるということで観念して入院を決意した。実際のその時の血液データも紹介状に添付されていた。炎症反応を示すＣＲＰの値が15・55㎎／dLと著増していた。

入院した翌日もまだ腹膜炎症状があり、ＣＴスキャンで虫垂の腫大も認めたため、そのまま入院担当となった外科医に手術の必要性を説かれ、手術の予定が組まれた。それが夕方の回診の時である。その時は手術室が混んでいたため、その時点で緊急でということではなく、翌朝の準緊急オペということになった。

ところがである。その夜、いやそれこそその回診直後くらいから腹痛が改善してきたというのだ。疾患によっては一過性に改善したり、元から増悪・寛解する性質があったりすることもあるであろう。

ただ彼の場合は違った。もう退院したいと言い出しているのだ。もう陽は暮れて、退院できるような時間帯ではない。ただ、患者は治ったと言って退院したいとゴネている。怪しんだのは看護師だ。入院はしたかったけれど手術は困るということに違いないと。要するに仮病だ。状況がそれを示唆している。あまりに一気に元気になり過ぎている。救急外来受診が頻回だった時も、重病なら病態が持続するから、翌日せめて数日以内にはさすがに参ってしまい、日中の病院に受診するはずだ。彼は過去にそういったことはしていない。その都度治ってしまっているからだ。

こういうことが続くと、そもそもその腹痛は本当なのかということになってしまう。内視鏡検査もしたことだってある。でもはっきりとした異常はなかった。元ブラックパンサーの彼はその名の通り（?）、孤立した。実際に、近隣数々の病院でブラックリストに入れられた。彼は脱ぐと体幹全体が刺青でびっしりで、そういう偏見もあったのかもしれない。救急外来での痛みに耐えながらの訴えが、少々粗暴に見えてしまって反社会的にうつった面もあったのかもしれない。

仮病を作り、薬をもらって高く売りさばく者だっている世の中だ。でも彼は私のところへ来た。例のあの電話の先生の発案で、ひょっとしたら〈仮病〉ではなくて〈病気〉かもしれないと考えて私に紹介されて来た。実際にはそんな美しい話じゃないかもしれない。単に自分のところにそんな患者が居座っては嫌だという思いからかもしれない。
豹は確かネコ科の動物だったと思い出した。ブラックパンサー時代はどうでしたか?など
と訊けるわけはないが、今、私の目の前にいる彼は多分、ブラックパンサー時代のいきいき
とした頃の彼とは全く違うはずだ。昔の「ブラックパンサー・黒豹」が今じゃ私ごときに
「捨て猫のような眼」と評されてしまっている。
大丈夫。あなたは仮病ではない。この状況から足抜けしようではないか。

賢明な読者へ

実はこのエピソードは、それ全体が『ある疾患』のクリニカル・ゲシュタルトとなっている。急に妙な語を持ち出して恐縮だが、ドイツ語である『ゲシュタルト(gestalt)』という語は、『パターン(pattern)』または『形(shape)』というように翻訳されることが多い。ゲシュタルトが話題にされるとき、『全体が部分の合計よりも大きい(The whole is greater than the sum of the parts.)』という一文がしばしば引用されて説明される。臨床医学に当てはめた場合、部分の総和を超えた臨床像全体のことをいうことが多い。

例えばとある「疾患」のことを語る際に、その疾患の性質や特徴を構成する、部分としての症候の総和を超えたものがあって、それは全体を俯瞰することで見えてくるものだとされている。ゲシュタルトは、直感とは明らかに違うものである。むしろ感覚の総和以上のものを「知」として認識し、総和を超えた全体を把握しようとするもので、それを特に「ゲシュタルト」と呼ぶのである。

こういうと、結局は「もの」を指しているのではないかと言うかもしれないが、心理学の世界では、ゲシュタルト理論の関心対象は「知覚」に関するものである。知覚に注目する考え方なのだから、『ある疾患のゲシュタルト』を話題にする場合は、それを説明するのにはある程度の叙述を要する。ゲシュタルトとは、分析でも直感でもない。分析ならばもっと論理的に記述すべきだし、直感なら言語的記述では伝わらないだろう。「エピソード」で疾患を叙述するというのは、ゲシュタルトを認識したり、または学習したりするのに実は極めて向いているのではないか。

ゲシュタルトは認知や知覚の考え方であるから、すでにそれがある人には今回のエピソードの最終診断の察しがついてしまったかもしれない。五年前から、たびたび、比較的急に腹痛に襲われ、主たる訴えとはならずとも発熱も呈し、それらの辛さの割に周りも戸惑うくらいあっさりと治り、そしてそういうエピソードは仕事の負担が増したり多忙だったりすると起きやすい。そんな状況のようである。

ＣＲＰ陽性患者を仮病と呼ばない

腹痛が辛い時に炎症マーカーであるＣＲＰ（Ｃ反応性蛋白、三六頁、注釈参照）も上昇しているということは、客観的な異常であり、これを無視して「仮病」とは言ってはいけない。炎症反応があれば、もしどんなに仮病らしく思えてもそう言ってはならず、機能性疾患とまだ断定してはならないのである。「仮病」が高じて行動の異常となり、虚偽性障害の様相を呈すれば、病気を作っているということで詐熱などの可能性もなくはないが、一番初めに考えることではない。

このエピソードを通しての最低限の学習点は、この患者を仮病として扱わないようにすることである。仮病かどうか見抜く云々の前に、ＣＲＰが機能性疾患と炎症性疾患を区別する最初の出発点として使えるということを知るべきである。この場合のＣＲＰは区別するための端緒にするのであって、断定することに使うわけではないことも述べておく。

それはともかく、もっとわかって欲しいのは、今回のエピソードが大昔の話ではないということである。十分最近の話である。患者への対応内容というのは、このエピソードのように「伝播」するものなのだ。一度『ブラック』として扱ってしまえば、次以降に対応する医療者もそういう目で見てしまう。どんな「目」であれ、医療という不確かな場では、先入観が一番よくない。

言葉より行動をみる

さて、このエピソードで現場をやや混乱させた要素があったとすれば、元々持っていたと思われる過敏性腸症候群のせいかもしれない。これは機能性疾患の範疇であり、心身症的側面もある病態である。腹痛や下痢・便秘の悪化が心因とされやすいものである。

この患者は本当は、たまに訪れる自分の非常に強い腹痛は普段の（過敏性腸症候群としての）腹痛とは違うんだと言いたかったのだろうと思う。このエピソードの患者に限らず、患者は自分の症状についていちいち病態生理の分析などしないし、できない。もし自分の腹痛を過敏性腸症候群だと理解していれば、そもそも心身症的となりにくい。この患者は自分の症状を結果的にはうまく言えなかった。病歴が大事、訴えに耳を傾けろ、とはよく言われるが、患者の言動ではなく行動に目を向けた方がうまくいくことは多い。

少し場面は異なるが、頭痛で受診した患者に対して「事の重大さ（緊急性）」を評価するときのことを思い出して欲しい。神経学的異常や大した客観異常もないのに不安げあるいは神経質そうに頭痛を訴える患者に対し、その頭痛が急性か・どんな性質かなどを正論かざして聞いたとしても、うまく自分の症状を言えない場合には、その問い自体が意味をなさない。質問者の成果のなさだけが残るので、疲労感を覚え、感情が揺れてしまう。例えば「なぜこんな時間にこんな症状で受診したのか」と。

一方、あまりそのようなことは問わずにあえて行動だけに注目していれば、『仲間と楽しく飲みながらカラオケボックスでカラオケをずっと楽しんでいて、自分が歌う出番が来たのにそれを辞したばかりか、頭痛がひどいと言い出して急遽病院を受診したがった』という行動に関する情報が取れるかもしれない。実はこれはかなり有用で、医療上の方針決定にクリティカルとなる情報となる。

『』で記述されたその行動からは何の利得も感じられない。長らく待ってようやくやって来た自分の歌う出番だったし、何より普通その場に居たいと思うであろう。そういう楽しみを放棄してまで病院に行きたいと言い出すのは、何かあるかもしれないと思わずにはいられない。思えなくても、そう思うのが自然だと理解せねばならない。カラオケのその場にいる、例えばお気に入りの異性の気を惹いて独り占めしようとするにはリスキーな行動だし、むしろ一緒にその場にいた方が楽しいだろうし、独り占めしたいなら別の方法も十分あるだろう。

ということで、患者の言葉に頼ることなく「とりあえずこの頭痛はおかしい」と医療者が思えばそれで成功である。行動が、稚拙な言葉よりも雄弁だったパターンの一つである。行動に注目し続けると、その行動の意味を考えるようになり、そうすると利得の有無を客観評価できるようになる。

エピソードでは患者は夜間外来をしばしば訪れたようだが、仕事が多忙である・しんどいという理由で医療に寄りかかるなら、普通は入院させろとか診断書を書いてくれといったことを要求するだろう。この患者は出勤したいのである。なのに、夜にわざわざ救急外来を受診するのである。第一「病気ですか？」などと自分自身で尋ねるような者が仮病だろうか。少なくとも考えやすくはない。

語らないなら、患者のなすことを情報として収集する。その方が真の困りごとを見抜ける。あることをないといい、ないことをあるというのが人間である。

あまりに早くよくなる病気

今回のエピソードで、現場を混乱させた要素のもう一つが、ひどい症状があっさりと改善してしまった点かもしれない。これは注目に値する。

診断推論において、「発症様式」を確認することは今昔を問わず重要である。科目や病態によらず注目される。しかし、どのように改善したかというい わば「改善様式」というのはあまり注目されない。「増悪寛解を繰り返す」であるとか、感染症の治療経過のパターン（例：結核やニューモシスチス肺炎などでみられる治療開始後の奇異な臨床的悪化）などが注目される場面もあるだろうが、発症様式ほどは意識して問題視されない。

そもそも改善してしまうわけだから、医療上は「よいことじゃないか」とされるわけである。よくないことが課題になるから当然である。エピソードの中ではあまりにあっさりと改善してしまったことが描写されている。

救急外来とはいえ一度は外科医が虫垂炎かもしれないとしたものが、急に一転あっという間の改善を示すということがあるだろうか。これに関しては、そういう急な改善を示すことがむしろ特徴である疾患がある、とだけ言っておこう。この後の続きを読んでいただきたい。

知っていれば疑えて、知らなければ疑えない。人間が備えている、「疑える」という一種の知覚・認知というのは、知識があるだけではできない営為のはずだ。『ゲシュタルト』などと鼻につくような特別扱いしたような語を持ち出して、煙に巻くつもりは全くない。そもそも「疑える」ということをなし得るのは、その対象となるもののゲシュタルトを知らなくてはならない。

これは診断についてもそうだが一般にも言えることかもしれない。自分でも混乱してきたのでこの辺にしておくが、いつかゆっくり考えてみたい。

エピローグ

「ところで腹痛って言ってますが、胸が痛いってことありませんか？　お腹じゃなくて」

「胸ですか？」

「はい。こう、例えばわきの下の辺とか」

「ああ、ありますね。というか胸のときもしょっちゅうありますよ」

ここで「しょっちゅうかよ」などと言ってはいけない。これが真実だ。ちなみにこの大量の紹介状の中に「胸痛がある」などとはどこにも書いていない。これまでにどう見ても十人以上の医師が関わってきたはずなのに。

これでほぼ診断にアタリはついた。

「ところでこれまでに診てくれた先生で、病名らしきことを言ってくれた先生っていましたか？」

「あー、憩室、だったっけ」

と彼は一緒にいる女性に視線に投げた。彼女は首を傾げたが、憩室炎のことだろう。

「あと、クローン病ですね。大腸カメラやったことあるんですよ。異常があったというわけじゃなくて、なんか血液検査で炎症があってお腹の症状があるってことで」

彼にしては長く言葉を続けたが、表情は寂しそうなままだ。クローン病か。いい線をいっているが違う。

「ところで」

「先生、〈ところで〉ってめっちゃ言いますね」

ここでようやくその場に笑いが出た。こんなことを言う人が仮病のはずがない。仮病の人は、自分のことしか考えないから、本当の意味で、相手のことには関心がない。

「ええ、すみませんね……。ところでコルヒチンって薬を飲みましょう、って言ってきた先生はいませんか？　これまで」

「え？　いませんよ」

やはりいないか。こちらが続けようとした時、意外な人が口を開いた。一緒にいた女性だった。

「家族性地中海熱ですか？」

これには驚いた。動揺はしてはいけない職業ではあるが、この時の私はさすがに多分まあまあな驚き顔になってしまっていた。

「ほら。山形に行ったとき。診療所の年配の先生が言ってたじゃん。痛み止めもらおうと思って、駆け込んだあそこ」

「ああ。でも俺は家族性とかないぞ。しかも日本人だし」

「診療所ですか？　なんか大きな病院とか、免疫の専門家とかではなくて？」

「はい。おじいちゃん先生です」

　こいつは二度驚いた。聞けばその診療所は本当にいわゆる田舎にあって、スマートフォンで調べてみたが、先生の名前も何も、そもそもウェブサイトがなかった。

「〈クローン病じゃないでしょ。みたことはないけど家族性地中海熱じゃないの？〉ってそのおじいちゃん先生が言ってました」

　私にはちょっとした持論があって、卓越した臨床家は在野に眠っているというものだ。よい臨床家は、必ずしも講演をしたり、テレビに出たり、論文を書いたり、教授職だったり、本を書いたり、と露出が多いわけではない。むしろ口下手で、患者ケアに忙しいせいかあまり外に出てこない人も多い。そういう臨床家が「在野に」いるものだと知ってから、私は日々の臨床がもっとわくわくするものになった。

　どこにいたって勉強はできる。書物と患者があれば。だから世界のどこにでももっと驚く臨床力を持った医師は（隠れて）いるのだと思うとわくわくする。

「実は私の考えも家族性地中海熱です。病名はアレですが、日本人にもいます。日本人だと、八割くらいの方には家族歴がないんです。なんか遺伝病みたいな名前で大人は関係ないように思えますが、発症は大人になってからでもあり得ます」

「そういえばハタチ前くらいからあったかも、俺」

こう言われると、普通であれば「初めから言ってよ！　何度も訊いてるんだから」とつい思ってしまうが、家族性地中海熱の診断の界隈ではこういうことはよくある。なんなら、診断後、数度目の外来診察になって、思い出したように「先生、そう言われてみたらうちの姉も私と同じような症状あります！」と言ってきたりする。

当然、最初どころか何度も家族歴（同様の症状の者が血の繋がった身内にいないか）は訊いている。そういった者は身内にはいないです、とその都度言われていてのことだ。後から思い出したように、というのは臨床では本当によくある。患者とはそういう生き物である。

私はコルヒチンの処方箋を作っていた。「これを毎日飲めば強い腹痛は起きなくなると思います」と告げ、次回会う日を決めてそれを手渡した。

◆　◆　◆

二ヶ月後、患者は「先生、先月は起きませんでした。今月も今のところないです」とやや安堵した表情を見せてくれた。

「でも便秘とか下痢とか日頃からあるっていうのはなんなんですか。こういうのも地中海ですか？」

それは家族性地中海熱ではない。過敏性腸症候群だ。ただ、どちらも広義の「ストレス」と疾病の増悪と因果があるのだ。つまり、多忙などで身体が疲労しきっていれば過敏性腸症候群は悪化する。そうするとさらに身体に滲みる。するとまた過敏性腸症候群は悪化する。悪化すれば家族性地中海熱の発作が出やすくなる。

家族性地中海熱はそのエピソードの時は確かに炎症の病気だが、発作発現のメカニズムは心身症的である。家族性地中海熱の発作を出にくくするためにはコルヒチンだけではなくて、一緒に持っている疾病やストレス源もよくしてあげる必要がある。

この患者はコルヒチンで大きな腹痛イベントがなくなったが、過敏性腸症候群の諸症状は続いた。なので、彼自身の満足度はまだあまり高くはなかった。ただ奥様としては側から見れば相当改善したという。突如強烈な苦痛を催す症状はほぼなくなったし、夜間に急遽病院に連れて行くということ自体がなくなり、おそらく二人とも心身が安定したものと思われた。これが家族治療というやつか。

◆　◆　◆

「すごいですね……」

夕暮れのこのカフェでずっと私の話を聴いてくれた目の前の専修医のリアクションは、

やっぱり症例として関心があるのか、興味本位なのか、社交辞令なのかはいまいちわからなかった。でも彼なりにちゃんと聴いてくれていたように思った。生まれた時に既にインターネットがある彼らデジタルネイティヴ世代は私とは違う。話を聴き終わるなり、自分のスマートフォンをさっと取り出してささっとそれをいじり、

「へぇ、ブラックパンサーですか……確かにA市では有名な暴走族らしいですよ！」

ネットで検索したらしい。

「ところで」

と言ったのは私ではなく専修医の彼だった。

「ブラックパンサーって『黒豹』のことですよね。その患者さん、ブラックリスト『黒表』に入ってましたよね？　どっちもクロヒョウですね！　面白い」

彼はけらけらと笑っていた。

若者というのは、目賢《めざと》いというか、自由な発想ができるから素晴らしい。そうかあの患者は、二度クロヒョウに入って、二度クロヒョウから足抜けしたんだな。

すごく清々としてしまったので、本当はまだ作業が残っていたが、今日は日没前に病院を辞することにした。いつも乗る病院近くのバス停は混むので、一停留所ぶん戻ってそこから乗ると座れる。

その停留所まで歩く道すがら、緑の中に彼岸花が群生していてとても綺麗だった。色彩で季節が感じられるなんて尊いことだ。色は大事だ。安易に黒色だなんて決めては駄目なんだ。

◆心身症というのは、字面とは異なり「心の病気」ではない。心理面の問題（それは主にストレス）によって体の病気が悪化したり、うまくおさまらなかったりする状態や状況をいう。色々な病気を総称したグループ名のようなものである。

◆医療の現場で「利得」といえば疾病利得のことである。病気があることで得られる利益のことであり、金銭的なことが多い。例えば実際にはない症状を医師に言うなどして「うつ」の診断書を書いてもらうことで、休養も傷病手当金も得てしまうことをいう。

◆CRPとは、免疫が働き炎症が発生したことの証左である。免疫というのは、侵入したウイルスやばい菌、あるいは発生した疾病に対して、それが何かがわかるまでは最大級の力で応戦する。これが結果的には過剰な免疫応答となって、身体にとっては負担になるがこれを炎症という。

◆家族性地中海熱は、自己炎症性疾患の一つである。遺伝子が関連するが、病名とは裏腹に日本国内では家族性ではないことが八割もある。炎症を伴う熱が出たり消えたりする。ないときは症状も検査データも全て正常になってしまう。

Episode2

こころの歩き方

これは言葉に
ならなかった
きみの破片たちだ

「五月病」の季節、というには暦の巡った六月のある日、神経内科医が病棟で神妙な顔をしていた。数日前に入院した二十三歳の若い女性患者さんの診察を終えた後だろうということは、すぐに察しがついた。少し変だなと思ったのが、その隣に少し不安げに座っていたのが他病棟の看護師長さんだったということだった。この師長がここにいるのはめずらしいことであるが、以前とある重症患者さんのことで大変お世話になったからすぐわかった。

このようなとき、臨床医は勘がよく、ほとんど無意識に大まかな概要をすぐに把握できてしまう。おそらく件の「若い女性患者さん」というのは、この師長の指揮する病棟の看護師に違いない。実際そうだった。

病棟の職員自身が入院するときには、自分の勤務していない病棟に入院するというのがこの業界の慣わしである。誰だって馴染みのスタッフがいる病棟で、例えば手術など受けたくないだろう。管を尿道に入れられたり、「おしも」の世話などされたくない。そもそもプライバシーを守るため、最初から他の病院に受診する者も多い。カルテを上司や同僚にみられることだってあるからだ。

「整形外科の先生の診察はもう受けてるんですよ」

「いつ頃復帰できるとかって、ありますか？」

といった会話が漏れ聞こえてくる。

医療従事者、病院の職員の診察はやりにくい。家族を診ることが一般にタブーなように。それは、職員でないなら普通はする行為をはしょってしまいがちだからとされている。例えば性交渉にまつわる問診、胸部聴診や腹部などの触診、皮膚の視診などである。また、侵襲的な検査を必要以上に避けたり、検査・診断をすっ飛ばして投薬を急いだりしてしまう。抗生物質が効くはずのない「ただの風邪」で受診した患者に、患者本人（この場合、この患者が医療従事者である）に頼まれるがまま抗生物質を処方したことのある医師は、きっと世の中に大勢いるはずだ。抗生剤を同僚医師などに所望したことのある医療従事者は猛省して欲しい。

神経内科医が頭を悩ましているであろうその患者はどうやら当院の職員であり、一職員としてどうしたんだろう（というか、何の病気で入院したんだろう）という若干の好奇心はあるものの、この時点では私は何も関与しない立場である。医師職員とはいえ、勝手に他の職員の電子カルテを閲覧することは許されない。しかし、それが許される時はすぐにやって来た。

◆　◆　◆

「先生……いつもご相談してばかりですみません。あの……」

この神経内科医の発言は慇懃だが、内容には全く控えめさはない。なぜなら本当にいつも相談してくるからだ。ただ彼の名誉のためにいうと、それは怠慢だからではない。彼はむしろその逆で、二十四時間誠実で真面目、堅実な診療をすることで院内では有名なのである。

患者は二十三歳、二年目になる病棟看護師で、一、二週前くらいから急に脚が動かなくなってしまった。最初は自宅近くの病院にかかったが、大変な病気だとまずいし何より自分の勤めている病院が総合病院なのだから、とにかくそちらで診てもらえとのことで、とりあえず当院の神経内科に紹介受診したというのが最初だったらしい。自分の勤務先に受診することが、患者本人にとって嫌なのか別にいいのかといったような辺りはどうやら確認されていないようだった。

彼女は、勤務中に異変に気付いたらしい。最初からちょっと脚の動きが悪い感じがしていたが、その日の勤務の申し送り中には立っているのが厳しくなり、やがて患者の検温に回っている最中に動けなくなって、その日は早退したということだった。

翌日は、出勤できなかった。上司である師長には、動けないならこちらに来て受診しなさいと言われたが、結局近くの病院を受診した。

本人曰く、両脚が動かせないという。左右差については左より右が動かせない。私はそれを聞いて、ことの重大さの割に、そして看護師という職の割に「両脚が動かせない」とは未熟な表現の仕方だと思った。医療従事者なら、(その職業上の性《さが》から)どの部位がどのくらいと知りたくなるものだ。だから普通は自分で正確に伝えるものではないのか。

「確かに、特に右は入らないんですよ。でもＭＭＴには乖離があります」

これの意味はこうである。筋力テスト（ＭＭＴ）では力は明らかに落ちているのに、訴えは淡々としているということである。神経内科医のこの言い方を聞いて〈もしかしたら詐病かも〉と考えるのは、浅はかである。臨床の世界では、詐病に見えるけれど本物の病気だということはままある。

「先生、感覚障害はあるんですか？」

「感覚障害はないんですよ」

いくつかのディスカッションののち、結局件の患者のカルテをみてみることになってしまった。

◆ ◆ ◆

（ＭＳはきっと無いんだろうな）

ＭＳ（multiple sclerosis）とは多発性硬化症のことである。相談して来た人あるいは議論する相手が非専門医だったなら、ここで一度はＭＳかどうか検討しないといけないだろうと思った。しかし相談して来たのは神経内科医である。きっとＭＳではない。ＭＳが疑わしかったら私に相談して来ないだろう。

病室への道すがら、そんなようなことを考えていた。実際にはそれほど複雑に頭を回転させてはいなかったのだが。どちらかというと、初夏のこの季節が一番好きなんだよな、とかそういうことを考えていた。案の定、目的の病室を少し通り過ぎてしまっていた。

病室は五一六で、ベッドは奥の窓際だった。

「こんにちは。今よろしいですか？」

と少しカーテンを揺らしてノックがわりにした。

「あ、はい」

「内科の……」

と言いかけたところで、ベッド脇に母親らしき人物が座っていたことに気付いた。簡単に自己紹介をして、診察を依頼された経緯を説明した。

「診察に来たんですが」

こう言うと、あっと気づいてすぐに病室から出て行く家族とそこに居残り少しでも医者の挙動に耳を傾ける家族とがいるが、今回は後者だった。なぜこうなってしまったのかと当惑していることは、その所作・様子からよくわかる。

◆　◆　◆

聞いて驚いたのは、この患者の家庭は「医療家族」だった。父親は地方国立大学の医学部の教授だった。この母親は専業主婦のようだが、患者の兄は都内大学病院に勤務する脳外科医、妹は地方の私立医大の医学部の学生だそうだ。母親とは時に言い争いもあるようだが、関係は良好といえそうであった。

この場合の「良好さ」は、みかけの単なる仲の良さだけでは決して判断できない。人間関係で最も適切な距離感というのは、その間柄ならではの関係性において「遠すぎず、近すぎず」の関係だ。相手を傷つけるなんて関係はその間柄によらず論外だが、寄りかかりすぎてもダメだ。親の過干渉は例外なく子どもの自己の確立を妨げる。この親子はそこは大丈夫そうだが、少し親や兄妹が偉大すぎるなと思った。

「動かないんです。たぶん先生や師長さんはストレスとか精神的なもののせいじゃないかって思ってるみたいでした」

「実際そう言ってたの？」

「いえ、そんなように感じました」

彼女のいう〈ストレス説〉は、実際には私は神経内科の先生とは話題にしていない。ただ、これまでの濃厚な検査で異常がないとなると、医療従事者なら次に考えてしまうことは察しがつく。そもそも重症感がない。

実際かなりの検査をここまでにしている。血液検査や一般的なレントゲン検査はもちろん、脳の検査に関してはCT・MRI・髄液検査はすでに実施され、異常がない。私に相談があったというのは、血液検査で膠原病関連を診断するための自己抗体検査などの諸々の結果が出揃って、そしてそれらが全て異常なしと出た直後であったというわけだ。

ここに来る前、脊髄のＭＲＩも実施していて正常だったと教わっている。おそらく通常はここまでしないが、職員が運動機能を失って自身の病院に入院しているということもあって、特別な配慮があったのだろう。まだ入院して一週間も経っていないのに、すでにたくさんの検査が済んでしまっている。さらに神経内科医による系統的な神経診察でも、筋力を評価するテストを除いては全て正常だったとも聞いている。正直、まるで隙がない。

◆　◆　◆

「ストレスって、別にないんですけどね。仕事ではそりゃありますけど、先輩や師長さんも優しいですし」

「でもストレスって、自分で自覚できないものを、ストレスっていうんですよ」

「えっ」

これは本当である。ストレスは自然に消滅していくことはない。何らかの形で処理されなければ、無意識に人の心身にのしかかり続ける。ストレスは、本人にそれがあるとの自覚がないということを前提にすればいいのにと思う。ストレスを自身で感じられている時点でそれはストレスではない。

この意味でいうところのストレスが「この子」にはある。私はそう感じた。感じたことでいいのなら、他にも色々感じたことがある。

「廊下にあった歩行器は」

「私のです」

「歩いてるところ見てもいいですか？」

　彼女はいいですよと淡々と答え、すっと上体を起こし、その後ややもぞもぞしながらサンダルを履き始めた。その間私は歩行器を彼女のところに寄せた。病室前から出発して廊下をまっすぐ進む彼女を後ろから眺めると、一歩一歩同じ調子で右脚をずるようにして歩いている。上半身は芯がしっかりしてブレがない。私の斜め後ろに母親が立っている。

「あの子を最初にみてくれた内科の先生は感染症が専門らしくって。その先生がギランバレー症候群かもしれないって、神経内科の先生に紹介してくれることになったんです」

「ギランバレーではないですよね」

「最初は風邪っぽくって。咳と微熱が辛い時期があって、それで季節的に流行ってるからということでマイコプラズマじゃないかって抗生剤ですか、飲んでたらしいんです。そうこうしているうちに脚が……という経緯のようです」

　この話の途中で、廊下の突き当たりからターンしてきた彼女がちょうど戻ってきていた。

「マイコプラズマは診断は難しいけど、マイコプラズマにかかった後に発症することもあるからって言ってて」

「そうなんですよ。さすがですね、その先生」

「すごく真面目で優秀な先生だなって思いました。うちの病院にはいないなって」

思わず笑いが起きた。

「何の病気なんでしょうか」

母親が心配そうに尋ねた。私はそれを心では無視せずに、ただし行動としては無視して患者の方に質問した。

「看護師は……大学ですか？」

この業界でこう訊いたらば、要するに専門学校ではなく大学の看護科・看護課程かという質問である。

「はい」

何か察したように彼女は続けた。

「本当は医学部に行きたかったんです。これでも中高はいわゆる進学校で」

その学校名はなるほど誰もが知っている有名進学校であった。

「高校とか、勉強優先で全然遊びませんでした。大学に入ってからも周りがキャンパスライフっていうんですか、謳歌してる間にかなり真面目に勉強してました」

それを聞く母親も特に口を挟んだり訂正をしたりしない。

「サークルとかは？」

「国際保健とか医療ボランティア系でした」

ああ……と私は察してしまったが、察してしまった時の顔というのはわかるものらしい。

だからちょっとここは頑張った。

あとはどう持っていくかだなと思った。何しろこの事案は患者以外の「外野」が多い。とりあえずすぐ頭に浮かんだのは、うちの科の後期研修医のことだった。

「あいつに聞いてもらおう」

と心の中で呟いた。それが私のファーストプランだった。

賢明な読者へ

神経内科医は「仮病」を見抜くのが得意である。それが仕事というか本質なのかもしれない。しびれる、手足が動かない、痛い、変な感覚、といった実に主観的で曖昧さに満ちた症状、あるいはそれらの諸症状の組み合わせから本物の病気を見抜かねばならない。病歴聴取で経過を確認し、神経診察で神経所見を確認し、画像検査や生理検査などの結果を確認し、それらを総合することにより症状を一元的に説明できる仮説を立て、場合によってはそういった確認作業を反復することにより検証していく。だから、神経内科医はそもそも矛盾を見抜くのが得意である。

私はこの症例の相談を受けた時にはもう、この神経内科の先生が「特に病気はない」と悟っているんだろうなと思った。ただ実臨床というのは難しくて、それでは済まない。であればどうする?と問い続けるのが臨床である。

昨今、症状の原因を特定せねばならない・特定できるはずだという風潮があるように思う。ある種の合理主義である。昔の方が「原因はともかく治そうね」という温かい雰囲気があった。患者にも医療者の方にも。心の底から安心すれば、たいていの症状は治っていくものだった。

困っていないということが不自然

この患者に会った時の私の印象は、不安げな顔や振る舞いをしていない、いないというものだった。それは、取り繕って騙していますよという所作だとか『したり顔』とも違う。作り笑い的な明るさとも違う。彼女はどこか「他人事」なのだ。下肢のみとはいえ、運動機能を失っているのである。普通はたとえばもっと打ちひしがれていて、不安・心配が募っているものである。当のこの患者は感情や自分の気持ちはもちろん、症状に関することなどを話す時の語彙に一定の豊かさがなく、表現力が低い印象を受ける。実際、言葉や口数は少ないように思えた。普通は、目の前の医療者に対して、（よくしてもらいたい訳であるから）もっと熱心に症状について述べようと努力してくれるはずである。そう、まるで「あしがうごかなくなった」というこのトラブルが天から降ってきたかのように。迷惑なものが勝手に纏わり付いてきたかのように。

これは、不適切な在り方である。この点は病的ともいえる。この「あしがうごかない」

は、空から降ってきたのでも誰かに押し付けられたのでもない。自分自身の何かがそうさせているのである。それが何かは今はわからないし、今後本人が認識できるとも限らないが、少なくとも自分の外部からやってきたものではない。こうした様子を、「〝困り感〟がない」と表現してもよいかもしれない。

ストレスとは何か

さて今回のエピソードをみていこう。まず随所で「ストレス」について話題にのぼっているのに、肝心の患者はストレスの具体例について吐露していない。彼女は病院に来て、しかも入院しているわけである。これだけ医師側がストレスを意識しているのに、少しは医療者に寄り掛かって弱音や悩み事を口にしてもいいはずである。普通は、嫌なことは多少は口にして他の人に愚痴ったりするものである。放課後くらいの時間帯に、マクドナルドに行って高校生たちの会話を聞いていればわかる。

なぜ彼女は言わないのか。エピソード中で推測されたのは、職場、家庭内、将来のキャリア上の前途、などに関連するストレスであろうか。確かにこれらがそれなりにストレス・葛藤になっていることはある。

医療現場でのストレスは、医療従事者にとってはほぼ必ずあるものである。いまさら職場のストレスがある・ないなどを、（直属の上司や管理者などに言わないとしても）担当医にまでそれを言わず圧し殺すなどということはないのではないか。家庭内のストレスに関しては、このエピソードの情報だけではわからない。一般に「身内が偉大」であるのはハイリスクである。子というのは親のコピーや持ち物ではなく人格がある。親と子は違うのだという理解がないまま思春期から成人前の時期を過ごしてしまうと、成人してからあまりろくなことがない。彼女は、医療という業界への道を歩まされたのだろうか。そうではないと私は思ったが、葛藤を抱えやすい素地を家庭内で形成していた可能性はある。ただ、今回の症状の発現・悪化の直接誘因が家庭内トラブルであったとは私には思えなかった。

国際保健の専門家を夢見た彼女が医学部受験に失敗し、看護師として勤務中、そんな現実の自分と自分の前途に悩んでいた……こういうストーリーを考えるだろうか。それは浅はかと言わざるを得ない。そんな「絵に描いた」話は実世界にはないし、そんな薄いドラマに何の葛藤も生じない。現に、彼女は「本当は医学部に行きたかったんです」と口にしている。このように口に出して言える者が、今更このタイミングで急に自分のキャリアに前途多難を感じることはないと思われる。

葛藤を認識する

消去法でいけば、この年齢・この家庭環境において、オープンにされない葛藤といえば残るは「色恋沙汰」である。これは、冗談でなく本気で言っている。医療現場というのは真面目である。いたって真面目である。例えばカンファレンスでこんな色恋沙汰を可能性に挙げるような議論をしようものなら、その場の年長者から真面目にやれ、ふざけるなとお叱りを受けることだろう。

私は、例えば胸痛の鑑別に「恋」を挙げないような医師と仲良くなれないようなタイプの臨床医である。それはいいとして、このエピソードの患者は、おそらく色恋事を人並みにせずに、どちらかというと勉学に勤しんできて今に至るのではないか。この患者からは、勉強も恋愛もどちらも上手くやれるような器用さを感じない。若い時分から異性との関係性において器用に渡り歩くには、知識やキャリアに由来するアドバンテージがないわけだから、それなりの「表現力」を生来的に備えている必要がある。彼女にはそのような、成熟した、〝よく〟伝わる表現はできなかったに違いない。

要するに、「男関係」だと思った。それについて聞き出すには、私は年齢が上すぎる。人はいつまでも自分が若いと思ってしまっているが、それは完全に勘違いである。世代というのは重要で、原則は若者のことは若者に聞いた方がいいし、若者が聞いた方がいい。難解な犯罪事件を解決するには、天才犯罪者に聞いた方がいいのと一緒である。

後期研修医というのは、大学を卒業して三〜五年目くらいであり、年齢にして二十八歳程度の世代。また一、二年目に相当する初期研修医たち（二十五、六歳くらい）とも仲が良いことが多い。職場部下のプライベートに立ち入る趣味は全くないが、うちの科の後期研修医に聞けば、この患者のストレス源についてわかるかもしれない。または、患者も何か言ってくれるかもしれないと思った。

転換性障害

今更であるが、この症例で考えている診断名は「転換症／転換性障害、Conversion Disorder」である。「機能性神経症状症、Functional Neurological Symptom Disorder」という語がカッコ付きで併記されている診断名である。これは、ＤＳＭというアメリカ精神医学会（American Psychiatric Association）が作っている、精神障害の診断に関する基準のマニュアルのようなもので定義される。Diagnostic and Statistical Manual of Mental Disordersの頭文字をとってＤＳＭと呼ぶ。一番新しいものをＤＳＭ—５といい、日本版は二〇一四年から利用されている。一つ前のものはＤＳＭ—Ⅳ—ＴＲと呼ばれている。

要するに適時内容が改訂されるということである。ＤＳＭ—５では「転換症／転換性障害、Conversion Disorder」と呼ばれているものは、それまでは単に転換性障害と呼ばれていた経緯があるので、実臨床でもそうだがここでは転換性障害と呼ぶことにする。

転換性障害は、ＤＳＭ—５ではその診断基準は驚くほど単純である。運動や感覚の機能異常があり、それによって色々と困っていて、しかしそれは神経疾患あるいは身体疾患には適合しないという裏付けがある、というものである。つまり、神経疾患や内科疾患の評価が必須であり、かつ他の精神疾患には該当しないということが必要である。

医師の習性

転換性障害の症状の具体例としては、運動機能に関するものでは、立てない、歩けない、声が出ない、目が見えない、耳が聞こえない、などである。感覚機能に関するものでは、手足がしびれる、感覚がなくなる、などである。検査で異常がないのに、身体疾患としての病名に当てはまらないのに、このような症状が出てしまうというのは、周囲の人間からしたらもどかしく感じることだろう。さらに人間の神経生理・解剖を熟知している医師からすれば、「ばかげている」とすら感じる。なぜこんな簡単なことができないのかと思ってしまう。ただ本人はいたって真剣である。

医師はこうした、常識的に冷静に考えたら問題にするほどのことではないと思えるはずのことでも、(難しく考え過ぎて)騙されてしまうことがある。それは医師の職業上の習性にも起因している。患者の症状を医学用語・医学概念に読み替えてしまうのである。先ほどの運動症状は、歩行障害、失立・失歩、脱力、麻痺、異常肢位、協調運動障害、舞踏病様不随意運動、振戦、ジストニア、ミオクローヌス、失声、構音障害、嚥下困難(恐怖)、けいれん発作、といった語に置き換えられる。感覚症状に関しては、知覚麻痺、感覚脱失、聴覚の変化・減弱・喪失、嗅覚の異常、複視、筒状視野などの視力障害、といった問題に置き換わる。「手袋・靴下型の四肢感覚障害」などとまとめられてしまうこともある。そうなると患者は「手袋・靴下型の四肢感覚障害」の原因を解決できる神経内科医に出会うまでドクターショッピングを繰り返すことだってある。「円環型視野狭窄」はヒステリーの典型的な症状の一つだが、やはり眼科巡りをしてしまうことにもなる。また、解離反応を思わせる失神や昏睡のような無反応性の異常感覚あるいはエピソードの場合もある。

満ち足りた無関心

さて転換性障害の診断について戻ろう。実はDSM－5の前のDSM－Ⅳ－TRでは、転換性障害の診断のためには「心因が関連している」ことと「作為的でない」ことが必要だった。心因との関連というのは、症状に先立って葛藤や他のストレス因子が存在し、心理的要因が関連していると判断されるということである。

今回のエピソードの症例でも「ストレス」が話題にされた。転換性障害というからには、ストレス因子を明確にせねばならないという暗黙の前提で述べてきたが、DSM－5では心因がなくとも転換性障害と診断できてしまう。心理的ストレス因子がない転換性障害も認めているのだ。

転換性障害のイメージを形づくるものとして、「満ち足りた無関心、la belle indifférence」というものがある。これは一応医学用語と考えてよい。転換性障害の患者では、症状の重篤さに比して無頓着な態度をとるのが特徴的であるとされる。ただし、所見としては特異性が低いという。すなわち他の疾患でも「満ち足りた無関心、la belle indifference」がみられうる。また、こうした様子はその有無を客観的に示しにくいということもあって、DSM—5からは「満ち足りた無関心、la belle indifference」は診断の根拠にならないとされ、心因の前提ごと削除された。

「満ち足りた無関心、la belle indifference」は、感度が高く特異性が不十分なものだとしておけばよいと思われる。実際エピソードの中の患者でも、自身の症状における「事の重大さ」に比して関心がないような頓着しない様子が窺えた。またこれは私見であるが、若くして国際保健のような事柄に関心を抱くのは、暗示を被る性質がやや強いからかもしれない。このような性質は転換症を作りやすい素地になったかもしれない。

心因の認識の重要性

誤解をしないよう述べるが、転換性障害におけるいわゆる「症状」というのは、虚偽性障害または詐病のように、意図的に作り出されたりねつ造されたりしたものではない。ここが、理解しにくいかもしれない。例えば、結果としてしんどい労働や職務上の役割を免除された、労災が下りて休業補償給付を得た、といった利得があったのではないかという指摘である。このあたりは、もし明確になるのなら「二次疾病利得」というものであればあり得る。患者になるに際して生ずる利得を一次疾病利得、患者になってから獲得する利得を二次疾病利得と考えるとよい。二次疾病利得も元来は転換性障害の患者でみられる特徴とされて語られてきたが、やはりDSM—5では削除対象となっている。心因もそうだが、疾病利得というものを診断上どうしても示さねばならないものとすると、転換性障害の病名・診断を下された患者にとってスティグマとなる。今や患者自身でも容易にDSMを入手し、閲覧できるからだ。その意味でDSM—5は実に『現代風』である。そして臨床的でもある。このエピソード内の彼女の診断は、しっかりと身体疾患が否定されているのであれば、「転換症・転換性障害（機能性神経症状症）」でよいと思われる。

DSM—5で「心因が関連している」ことの必要性が削除されたのは、それを（客観的に）示しにくいからであって、実臨床で転換症を診立てる上で心因の認識の重要性が低まったわけではない。基準の改訂によって、心因を見出せない転換性障害が多発してしまうということはないのだろうと思われる。現場では結局、心因を見出そうと努力するだろうからである。判然としなかった彼女の本当のストレス因子は何であったのだろうか……。

エピローグ

「先生、あいつ……」

後期研修医からそう声をかけられたときには、まだどんな話が待っているかなど想像していなかった。

「違う病院らしいんですけど、歯科医の男に振られたらしいです」

「へぇ」

「相手は奥さんいるみたいです」

「……」

多少の拍子抜けはしたが、驚嘆しなかった。

「おい、それ師長さんとかに言ってないよな？」

「はい、もちろんです」

色恋問題だと推測しておいて何だが、それがわかったところで何となくすっきりしない気持ちでいた。人間の心というのはわからない。担当患者の悩み・ストレスもろくに掴めない。いまどき交際相手に振られることくらい、世にありふれているだろう。そんなことで脚が動かなくなるなんてと思うかもしれない。ただいかにこの患者の〈恋愛不器用〉なことか。ここまで来るとそこが浮き彫りになる。

納得できない者がいる。

まずは彼女の家族である。兄と父親は、特にこちらに面談や説明を申し入れるようなことはして来ていない。神経内科医がきちんと診察して精査を尽くしたことでその点は納得。「運動機能の低下」に関しては、察しておられるのかもしれない。母親の方は病名がつかないことに納得がいっていないらしい。実は入院して、特に治療せずに二週間くらい経ったところで、歩けるようになったとかで退院していた。退院後は実家で療養していたという。

転換性障害という語を持ち出して、病態の概念や仕組みなどを一から十までガチガチに説明してしっかりわかるまでわからせるということを、私はやらない。ストレス・心因というものをわからせるというのは、本当に難しいからだ。もし伝える場合でも完全な理解を期待しない。

医師は、ストレスのせいだろうとすぐわかってしまう職業と立場であるが、それをそのまま患者や患者の家族に指摘したところですぐは納得してもらえない。この辺りが本当に難しい。

彼女の最初の担当医であり感染症医である医師も、この経過に納得がいっていない様子だ。感染症医というのは、病原体を突き止め、その上で治療をするという職業上の性質のためか、あまりこうした「臨床判断」「無治療経過観察」という〈手技〉を使わない。

◆ ◆ ◆

私自身は患者には、ストレスは自然消滅することはない、何らかの形にされない限りなくなることはない、などと説明することが多い。勝手に消えていくものではないということを理解させたいのである。

社会的にストレスに遭遇しやすい環境や性格、同じストレスを受けても他人よりもそれを受け取りやすい性質、ストレスの処理が不得手、ストレスを抱えた後にそれを膨らませやすい心性、などの種々の属性が相まって、人はストレスを己の中に内在させてしまい、葛藤という形となって残存していく。

ストレスは自然消滅しない。一方で、放置されたままでは心身を蝕む。だから、何か別のものに変えられる必要がある。このあたりの一部は「一次疾病利得」として身体症状に〈転換〉するという、転換性障害の病態形成の説明になっている。すなわち、心理的葛藤が表面上に身体症状となって浮上・顕在されることで、そのこと自体が葛藤に対応する象徴的解決という一つの成功の形となっているのである。患者にとってはある意味それは利得であり、身体症状という形で表象化させたことで不安を軽減させているのだ。

「わざととか怠けてるってことではないんですよね、これ」

「うん。甘えでもない」

「いやぁでも僕なんかはそう見えちゃいますね。昨日会ったんですけど、ショックを受けてるっていうんじゃなくて全然。普通でしたよ。脚だけをずるようにして歩いてました」

「それ、全部特徴的なんだよね」

ふうんと感心したようにみせた彼の応答は、実際には得心していないことは明らかだった。ただ転換性障害は作為的にみえたり、「満ち足りた無関心」を見せたりすること自体が特徴なのである。

わざとでないけれど、器質的な疾患ではないのに、身体的・神経的な機能異常となる疾患。それが転換性障害・転換症。

中枢神経のうち、現代医学における最新知見、機能画像検査を含む諸検査、そして神経内科医の考える神経病態生理・解剖生理を駆使した説明・推論によっても及ばないような部分が、どうやら自律性をもち、当人の意思・意識にすら及ばない機序によって運動機能を抑制しているという事情を、担当医が理解しなくてはならない。

白黒はっきりさせられない病態というのはよくある。患者にしても担当医にしても辛い気持ちになるのは、病気か・病気じゃないのかということを考えなくてはならない時である。

こういうやり取りに直面しては、何かを試されているとしか思えないと感じるのだった。

今の気分はまったく清々しいものではない。それは、彼女が右脚をずりながら勤務する姿を病棟で見たからなのか、最近はなぜか涼しい日が多かったが、来週こそは夏日の連続となるという天気予報を目にしたからなのか。どちらかはわからなかった。

◆風邪の多くはウイルスによって症状が起こる。症状に対する治療のみで自然に治るものを風邪と呼ぶ。抗生物質は細菌を殺す作用しかないため、多くの風邪は抗生物質が無効である。このことがまだ世に浸透していないことが問題である。

◆多発性硬化症は、すんなりと診断されることの方が少なく、大なり小なり診断の遅れがある疾患である。例えば一過性に顔や手足のしびれのみを繰り返して始まるなど、不定愁訴とされてしまっていることも多い。

◆ギランバレー症候群は、先行する感染症がトリガーとなって発症することが多い。例としてウイルス感染、キャンピロバクター腸炎、マイコプラズマ肺炎などがあるが、これらの病原体が直接末梢神経を侵しているわけではない。

◆転換性障害が現時点でＤＳＭで定義されているからといって、器質因が否定されるわけではないという考え方もある。どうであれ、足が動かないという事実がそこにあり、足が動かない仕組みがあるはずだというものである。哲学的な話にも聞こえてしまう。

Episode3

曖昧色の季節

名前をつけると
消えてしまう
世界をみていた

十一月も中旬になると、朝は暗い。家の中にいるときの身支度中の眠気は、玄関を出た後の冷たい空気で覚めていく。汗ばんだ感じがしない身体感覚と、辺りが朝を待ちながらなんとなく沈黙しているように感じるこの雰囲気は、この時期独特である。

病院の医局のデスクに着くと、院内業務用のＰＨＳを手に取るが、着信がある場合とない場合がある。今日は着信があるパターンだった。しかも時刻を見ると、ついさっきだ。

どうせまたかかってくるだろう。と、その見覚えのない内線番号からの着信を黙殺して、朝のミーティングのために外来のカンファレンスルームへ向かった。

カンファレンスは始まろうとしていた。部屋は暖房がまだ効いておらず、ひんやりしている。ＰＨＳが鳴ったのはいつもの椅子に座った直後だった。救急外来からだった。ここまでの過程は特にいつもの朝とさほど違わない。

私たち内科グループは、前日の夕方から翌朝までの間に救急受診し、その結果内科での入院がふさわしいと夜勤の医師たちによって判断された入院患者を明朝引き継ぐことになっている。そうだ。寝ぼけていたわけじゃないが、歩きながらふと気づいた。私は入院の病室ではなく、救急外来に呼ばれていたのだった。

◆　◆　◆

救急外来では、一人の中年男性がそわそわしていた。明け方に救急車で搬送された患者らしい。眼は見開いて、血走るまでいかないが明らかに焦燥感がある。

駆けつけてまだ事情を聞いてもいないのに、患者という「仕事相手」を無意識に見つけ、観察してしまうのは、臨床屋の妙な習い性だ。この患者は発汗しており、大声こそあげないがやや興奮しているように見える。酸素は全く不要の様子だが、心電図モニターはかなりの頻脈となっている。

私をコールした救急医が申し訳なさそうに近づいてきて、クイクイと小さく指をその男の方へやり、同時に私に目配せをして教えてくれた。要するにこの患者の相談をしたいというわけだ。

◆　◆　◆

「おはようございます。すみません、全然わかんないんですよ……」

「確かにわかんないね」

「話も噛み合わないんです。急に興奮したり、弱気なことを言ったり。精神症状なんですかね……」

わからないというのは診断だ。一応経緯としては、六十七歳の男性が夜中に急に起き出して、心臓が止まる恐怖を感じてパニックになった。奥さんが異変に気づき、様子をみていたもののおさまらなかったので、救急要請したということらしい。

「その時の様子って」
と言いかけて私は救急医に遮られた。奥さんというのは内縁関係で、日本語はそれなりに流暢だがフィリピン人らしい。その内縁の妻によると、この患者はいつもそうだと。仕事がきついといつも夜に息が苦しいとか心臓が止まるとか言い出して、〈仮病〉を使うんだという。今朝は実際には患者本人がどうしても救急車を呼んでほしいと懇願してきて、仕方なく一一九番したらしい。なんだか変わった経緯だなと思った。

仮病。この言葉は小学生でもおそらく知っているが、その意味するところはよくわからない。ちょっとビクッとしてしまったので、その場でスマートフォンの中にある辞書のアプリでこの語を調べてみた。

> 新明解国語辞典（第七版）……何かを断るための口実として病気のふりをすること。
> スーパー大辞林3・0（大辞林第三版より）……病気ではないのに病気のふりをすること。

とある。

仮病。この患者は仮病ではないだろうとすぐ思った。夜間に訳もなく、急に死の恐怖まで感じる混乱と自律神経症状を呈している。これはパニック発作だと思った。妻がいつもそうだと言っているから、なおさらそうだ。パニック発作は反復する。

そう思いながらも私は患者資料を見ながら、そして救急の医師の話も聞いている。救急医的には、血圧があまりに高いのが問題だったらしい。病着時血圧240／140㎜Hg。初療開始後も不安定で、降圧を図ろうとカルシウム拮抗薬の持続点滴が開始された。しかし脳のCTを撮影しようとしたところ、不穏状態となって点滴を自己抜去してしまったらしい。

とはいえ、からがらCTは撮影でき、くも膜下出血などの頭蓋内疾患は否定されたとのこと。ただ、他に心不全や動脈疾患などもなさそうで、「高血圧緊急症」という病態名だけで初療が進んでいたということだった。しかし、意識が清明かどうかがよく掴み切れないということもあって、救急外来の場で誰かが「髄膜脳炎ではないか」と考えたらしい。

それに関してはちょうど訊こうと思っていた。

「髄液は？」

「さっきようやく結果が出て、正常でした」

「そういえばアルコールは？」

そう私に言われて、救急医は首の後ろをこすりながらキュッと顎を低くし、そそくさとその場を外した。舞い戻ってきた彼の回答は、「すごく飲むらしいです。でもこのところ？は、奥さんが取り上げて禁止してたみたいです。飲み過ぎだということで」だった。

「じゃ、アルコール離脱せん妄じゃないの？　ベンゾ投与してみて、反応がよければそうかも」

「なるほど。やってみます」

◆　◆　◆

「んー、いまいちだね」

「そうですか……」

「うん」

救急医の手も借りてジアゼパムを静注してみた。しかし、少しどろんとする以外は特に目覚ましい反応はなかった。

「まあ、いいです。とりあえずうちらで診ます」

「すみません、先生いつも」

今日は外来がない日なので、この患者を受け持つことになった医師と早々に初期方針をディスカッションすることにした。受持医は、まだ初期研修が終わったばかりの男性医師だ。彼は勉強熱心さでいえば科内随一。やる気に満ちて何だかきらきらしている。後輩にも、自分がわかることを優しく教えられる先生だ。

「先生、これ褐色細胞腫ですよね」

その通り。これは内科的には、とにかく褐色細胞腫かどうかだ。救急搬送されるというのは珍しい……。心不全はないようであるし、クリーゼにはなっていないようだ。

「でも、なんか妙なせん妄みたいなものを起こしてるよね。何かの症状精神病とかかな」

「なるほど。調べてみます」

何か病気がありそうだ、という時は患者には悪いが心躍る気分になる。「診断がつく」「病名が決まる」というのは、医師にとってもスッキリするものだ。実用的な理由は、治療法を定めることができるからだ。

◆ ◆ ◆

入院して一週間が過ぎた。病棟で受持医が苦悩していた。褐色細胞腫だという証拠が全く見つからなかったというのだ。血圧上昇はいつしか落ち着いていた。ただ、頻脈や発汗、睡眠障害などは改善せず、それぞれに対する投薬は始まっていた。せん妄が何によるかはわかりかねたが、入院中ということもあり、いわゆるメジャートランキライザーを睡眠確保も兼ねて投薬している。問題は診断である。もちろん脳の器質的な精査は行った。隠された基礎疾患も探索した。

例の奥さんに、やや安定したが症状は一過性ではないこと、そしてかなり詳しく調べたが診断がついていないこと、などについて病状説明を行うことになった。

「センセイ！　大丈夫です、この人。仮病です！」

「仮病とは言い難い面があります。ない病気をあるものとして言うのが仮病ですので」

「血圧はどうなりましたか!?　薬やってるんですか？」

「それが下がってしまったんです、血圧。薬も投与していません」

「ほらやっぱり仮病だよ！」

受持医が懸命に説明している。このやり取りを聞きながら、私は面白いなと思ってしまった。


この奥さんは、日本語が母国語ではない。なので、私たちより〈仮病〉という語の理解、受け取るニュアンス、そしてそれが指すものなどがきっとふんわりしているのだ。

私がさっき「面白い」と言ったのは、この奥さんの言う〈仮病〉というのは厳密な意味ではないというのは自明として、逆にそのような厳密な理解に基づかない語法がかえって臨床現場における〈仮病〉というものをうまく表していると思ったのだ。結果として、この奥さんは「仮病だ！」と（大真面目に）言いつつ、少なくとも病気ではないんでしょと言っているように聞こえてしまうのだ。奇遇なことに、この患者さんの病態に関して、私たちの評価上の診断理解と奥さんの認識〈仮病〉の両者が一致してしまっているというのが滑稽である。巡り巡ってこの奥さんの言っていることは正しいなと思えたのがさらに面白い。

まとめると、私は、症状は本当だが診断がつかないと思っている。奥様はそもそも病気ではないと思っている。受持医は「稀な」褐色細胞腫だと思い……たいらしい。仮病。この患者の病状は、本来の語義としての仮病とはやっぱり言い難いと思うが、奥さんはずっと仮病、仮病、仮病と言っている。当の患者本人は、もともと気弱な性格なせいか、自分は仮病なのかなと呟くようになった。

救急医療は素晴らしい。生命の危機に瀕した人を受け入れて、迅速に判断し、必要であれば処置や投薬を行って救命する。それが仕事だ。この意味においては、もし今のこの患者の状況をあの救急医が見たらホッとするだろう。死ぬ病気ではなかったと。

ただ、残された私たち、患者、患者の家族はホッとはしないだろう。かといって重病を見つけたわけでもない。この、なんだか落ち着かない、い、い、い、い、い、い感じはなんだろう。

◆　◆　◆

患者はやがて退院した。ただし頻脈や睡眠への処方継続の必要性があるため、二週間後にまた内科外来にやってくる。

この患者さんの病像は褐色細胞腫のようにみえるのに、褐色細胞腫ではなかった。こういう「……のようにみえるのに」という中での混乱も含めた概念を〈仮病〉と呼んでも面白いと思った。〈仮病〉はいったんその疑念が湧いてしまうと、いろいろなことを巻き込んでしまうのだ。

「白黒をつける」という言葉のように、色分けという表現はわかりやすい。曖昧などっちつかずの領域や区別がつきにくいことをグレーゾーンと言ったりするが、人間の身体のことといえばグレーゾーンだらけだ。風邪ですらグレーゾーンの領域にある病態だ。

　褐色は英語にするとブラウン（brown）で茶色と区別されていないように思えるが、日本語では区別されている。茶色というのは、そういう色の総称のことで、一般的にはその中でもやや黒色っぽい茶色を褐色という。ただそれで褐色という語を言い果《おお》せているだろうか。褐色は褐色じゃないだろうか。何というか少し燻んだ、渋めの茶色。そもそも黄褐色、赤褐色なんて言い方もあり、褐色というのは色そのものを指すというより、ベースの基本色に対して風合い・風味を加える概念なのかもしれない。

「茶褐色」という語が象徴的だと思う。要するに褐色というのは、色自体は曖昧で色味を与えるものだったり、色彩表現にアクセントを加えるものだったりするのだ。

　こういう褐色やらグレーゾーンやらという、曖昧な色・色味の表現は、使える。赤・青・黄色のような原色こそ、むしろ特別な色であるといえるから、曖昧な色の方が世の中には多いんだという認識の方がきっといい。カチッと決まる決然さというのは魅力だが、それ自体は特殊なことなのである。

　診断も一緒で、カチッと決まらないことの方が多い。だからと言って症状がある人を見捨てるわけにはいかず、曖昧な色合いのものも許容せよというより、そういうことの前に「曖昧なこと方が多いのだ」という理解が必要なんだと思った。世界が原色だけだったら私は不快だ。

◆　◆　◆

朝とは違う、夜の寒さを感じながらの帰り道。川沿いは特に寒い。頭が冴えたのか、褐色細胞腫に似た風合いの病態を、知っている言葉で言い表せないということが落ち着かない原因なんだと、ふと悟った。

よく「いつも何時に仕事終わるんですか?」「休みはあるんですか?」と訊かれるが、いいアイデアや妙なひらめきは時間外に思いつくことが多い。そういえば、仕事と仕事ではない時間の境目は、うまく言い表せない。

賢明な読者へ

最終的な診断を伏せる・匂わす形で叙述すると、すぐに答を知りたくなるものだが、あえてそこを述べるのは後回しにする。

このエピソードでは、医師である「私」が、仮病について考えている。仮病は病気ではない。が、医療者はしばしばそれに遭遇する。「仮病」の辞書的な意味は本文に記述されてあるが、そういう本来的意味と臨床を結びつけていえば、仮病という言葉の裏には「疾病利得」が存在し、それは金銭授受のような反社会的なものから、孤独の回避や学校・職場からの逃げなど、さまざまなことを連想させる。したがって、一言に「仮病」と言ってもその性格は多岐にわたる。とすると、仮病というのは一義的なものでなく『概念』を示すものでもあるのかもしれない。

また「仮病」と「病気」の境目も難しい。患者は不安や医療不信から症状を『盛ったり』(それも広義の意味では仮病だろう)、うそをつくこともしばしばある。当初、仮病だったはずのものが、心身症に発展するケースもあるだろう。昨今「新型うつ」を病気とみなすかが話題になったように、一般論として「病気である、病気ではない」という判断はきわめて難しい。

一方で、「一見仮病にみえる病気」も存在する。不慣れなために認識が難しいファブリー病のような稀少疾患や、画像検査や検査値に異常が出ない片頭痛や過敏性腸症候群のような機能性疾患、慢性疲労症候群のような「一部は心因反応、一部はれっきとした免疫疾患」といった、未解明であるせいで不均一な疾患理解となっている病態などは、それぞれ医師によっては仮病と判断されかねない。

心因性疾患や虚偽性障害といったものも、仮病といわれがちだが本来は仮病と呼ぶべきではない（一応診断基準があるから）。したがって仮病の見抜きかたを身につけた状態というのがあるとして、その状態というのは逆説的に、仮病ではないあらゆる疾患もきちんと診断・対応できるようになっている状態なのである。

仮病を見抜くのは診断力

では今回のケースはどうだろうか。仮病なのだろうか。述べたように、「仮病」と「仮病に見えるがそうじゃない」で分けた場合はどちらだろうか。今回のエピソードを読むと、その区別が困難であるケースではないようだ。むしろ、エピソードの中の医師たちは直ちに仮病ではないとしている。

患者の妻は病気ではないと考え、医師たちは症状・症候は病的だが診断名がつけられないと考えている。医師は普通後者を仮病とは呼ばないが、患者の妻がそうであったように、診断がつかないものを仮病と思ってしまう人もいるのだ。こういうやや混乱した構図が〈仮病〉の概念の中に含まれるのではないかと私は考えている。それならば、このエピソードにおける医師たち（や、あるいは読者諸氏）の何となくパッとしない感覚は何だろうか。

当たり前といえば当たり前だが診断が決まっていないからだ。診断がつかないというのは、〈仮病〉の素地を作りやすい。〈仮病〉を見抜く、〈仮病〉でないものを〈仮病〉と呼ばない、どちらも非常に大事だが、それを可能にする基盤はやはり「診断力」である。

症状精神病とは何か

詳述されていないが、「私」や担当医らは褐色細胞腫の存在を意識している。このあたりの道筋を一応解説しておく。

内科の心得があればすぐわかるのだが、パニック障害のパニック発作と、褐色細胞腫の高血圧発作と症状・症候は大幅に共通する。つまり、パニックをみたら褐色細胞腫を一度は考えるし、褐色細胞腫をみたらパニック障害も考えておくのである。救急医は「血圧上昇が問題」「高血圧緊急症」だとした。大血管あるいはその分枝、冠動脈、頸～脳動脈の破綻がない血圧上昇に発汗や頻脈を伴って、かつ緊急疾患が否定できれば「強い自律神経症状」と捉えることができる。

それに加えて、夜間に突如死の恐怖を伴うほどの心臓への不安が生じ、救急要請を家人に懇願するほどの混乱がみられた。以前から呼吸困難や動悸の発作を反復していたといい、このあたりの経緯はパニック障害がかなり疑わしいくだりである。しかし患者が実際来院してみると、血圧上昇とその不安定さが確認された。こういう経過全体をもって褐色細胞腫を鑑別に挙げていたというわけである。

さらにはエピソードで「私」が担当医に対して指導的に『何かの症状精神病とかかな』とほのめかしている。細かな知識になってしまうかもしれないが、褐色細胞腫、というか内分泌疾患というのは疾患由来の精神症状をきたすことがある。精神科医が一度は統合失調症だと言ってしまうようなものから、ちょっとした気分障害やせん妄まで、バリエーションは広範であるためまとめきれるものではないが、内分泌疾患というのは精神・神経に変調をきたしうるという理解なのだ。

症状精神病というのは、要するにある身体疾患に由来する精神症状のことを臨床的には指すことが多い。偶然、精神疾患を合併・併存したものとは明確に異なる。症状精神病は、原則その元の疾患をよくすれば生じた精神症状もよくなる。

グレーゾーンを許容できるか

エピソード内では詳述されていないが、本例の診断推論の道筋というのは、端的に言えば「パニック発作を反復しパニック障害様の症状で発症した、症状精神病を伴う褐色細胞腫」とまとめられるだろう。頭蓋内精査や髄液検査など、除外診断に必要な検査はそれなりに済ませてあったこともあって、現場での内科医の褐色細胞腫という推論にもそれなりの蓋然性があった。

あとは内科医の本音としては、褐色細胞腫というのは非常に稀な疾患であり、稀な疾患との遭遇の可能性に内心少し心躍っているという感情も垣間見られる。この若手の担当医が褐色細胞腫にこだわるのにはそういう背景がある。知的好奇心がくすぐられているのだ。日常診療におけるレアディジーズ（希少疾患）の発見や診断に関しては、『ニッチなディジーズ

（金原出版、二〇一七）』が詳しい。

実際のエピソードでは、どうやら残念ながら（?）、褐色細胞腫のセンはなさそうであるとの見立てとなったようだ。私（筆者）の個人的な意見としては、血圧上昇はあくまで自律神経症候で、それもパニック発作で説明できてしまうでは、というものである。その理屈だと本患者の診断名はパニック障害ということになる。

結局、本書のタイトルでもある「仮病を見抜こう」という展開にはなってはいないのであるが、仮病でないのならなんだ?ということに今のところ答えきれていない。所詮グレーゾーンならグレーゾーンでいいじゃないかという考えもあるが、それでは少し落ち着かない。グレーゾーンの状態に、もし名前をつけられたならと思っているのだ。浅葱色とか臙脂色とか瑠璃色とか、原色でない色に名前がついていると、趣の良さに侘び寂びを感じてほっこりとする。

病態に名前をつける

米国のサミュエル・J・マン（以下マン氏）が、一九九六年に「Severe Paroxysmal Hypertension（Pseudopheochromocytoma、偽性褐色細胞腫）」（以下SPH）という語とその概念を記述している。実は本エピソードの患者の臨床的特徴はマン氏の記述したSPHの臨床的特徴とおおむね合致する。次頁の表にそれをまとめた。

表の項目5は、マン氏が本症に非常に特徴的であると主張している。以前の感情的外傷に対して、その特徴的な性格によって心的に抑圧的だった者がこうした血圧上昇という身体的発作を引き起こすのだとしている。

またマン氏は、論文の中でこのSPH自体をパニック障害やPTSD（心的外傷後ストレス障害）とは考えていないことを明記している。つまり、先にきっかけとなる精神的苦痛があるのではなく、あくまで血圧上昇の発作が先であるとし、そうした強い身体症状が死の恐怖を引き起こすほどだと述べている。

マン氏のこのSPH／偽性褐色細胞腫の概念は、記述的でありバイオロジカルな証明がなされていないこともあって、学術的には確立しているとはいえない。やさしく言うと、教科書に載るほどではないのである。ただ、病態に名前をつけるということが幾人かの当事者たちに、腑に落ちる感覚を与えるならば、本来は病態に名前をつけなくてよくても、名前をつけてみるというのもいいことなのかもしれない。辺縁が曖昧なときに仮病となりがちであるなら尚更である。

表　偽性褐色細胞腫の臨床的特徴

1. 急性発症を特徴とする高血圧性発作
2. 血圧上昇は、身体症状（例えば、頭痛、紅潮、疲労、めまい）に関連する
3. 高血圧性発作は、感情的苦痛またはパニックによって誘発されない
4. 生化学検査が実施されており、褐色細胞腫の診断を支持していない
5. ほとんどすべての患者において、心理社会的要因を調べると、以前に重度の虐待または外傷の病歴があって、患者の性格は防衛的で非常にバランスが取れて落ち着いている傾向を示す

（Curr Hypetens rep 2008;10:12-8より和訳、一部改変）

エピローグ

二週間後、患者は予定通り外来を受診した。特に何も変わりはないそうだ。患者は普通に歩いて診察室に入ってきた。顔はなぜか日焼けしていて、カーキのブルゾンを着ている。例の奥さんも一緒だ。

「先生、ほんとに病気ですか。この人」

私はこの二週の間に、この患者さんに起きた諸症候を説明できる「診断名」を用意していた。それはsevere paroxysmal hypertensionといって、「偽性褐色細胞腫」という別称もある病態だ。とはいえ教科書に載るような疾患概念ではなく、まあ名前をつけるとしたらこれかなという病態名だ。私はこの患者の病状はこれが合致すると考えていた。ただ、

「偽性って、偽物ってこと？　やっぱ仮病じゃん！」

とその場は爆笑の渦に包まれた。全くシリアスな雰囲気にならなかった。

その後も説明を補足したが、病名らしきものがついたことへの関心や喜びのような様子は全くなく、薬は止められるのかとか、木曜日しか受診できないとか、そういうやりとりに終始した。

私は患者さんたちのリアクションに、まあそんなもんかと思った。確かに医者の方が悩んでしまい、空回りしてしまっていることはよくある。

ちなみにこの病態は、過去に強い心的あるいは外因的外傷がある者に起きやすいのだという。ただ、このにこやかな二人を前に、そんな過去のことを今訊くのは野暮というものだ。問診が重要だとする内科医だって、そういうことは訊かないっていう美学があったっていいじゃないか。科学者としては不適格、大失格ではあるが。また一ヶ月後の来月頭に来てくださいよ、と受診予約を取って、処方箋を渡した。

褐色細胞腫ではないけれど、褐色細胞腫のような特徴を持った状態。これに名前がついていたというだけだった。このことに感心する医師もいれば、特に何も思わない医師もいるだろう。私に関していえば、最初に「褐色細胞腫かも」と思った印象はもうない。もう褐色細胞腫には見えない。

◆　◆　◆

帰り道、いつもの道を歩きながら、ニコニコしながらお辞儀をして、診察室から出て行くときに見たあの患者の背中を思い出していた。

これには理由があった。病院を出る直前、医局のデスク周辺で「カーキ色」のことが医者どうしでたまたま話題になっていたからだ。話題の発起人は、「カーキ色って、どんな色かみんなわかっていない」という問題提起を何故かしていた。彼は、カーキというのがどんな色だと思うかと幾人かに投げかけていて、尋ねられた人はそれぞれ「迷彩服の地の色で、緑っぽい色」「濃いベージュのような色」「薄い茶色」「カーキって言ったらカーキだろ」と回答はさまざまだった。

印象は人によってずいぶん違うなと思った。そして特に私が興味深いなと思ったのが、カーキ色に関してみんなそれぞれ自分の持っていた印象や認識が一番正しいと思っているということだった。ちなみにその場での結論は、カーキとは「枯葉色」のことらしく、正式には「暗赤色がかった黄色」のことをいうらしい。

黄色？　カーキに黄色という印象はない。ただ、元々は砂の色のことらしく、枯葉色といわれれば黄色という語感もなくはない。色に対しては、自分の感覚は大事だが、色には決まりがある。そして、色は変わらなくても受ける印象はさまざまであるのだなあと思った。

バス停まで来た。私はあの患者のブルゾンの色を思い出していたのだ。あのとき、私はあの色をカーキと思った。でも実際の色は……。

◆褐色細胞腫は、副腎の髄質由来の腫瘍で九割が良性である。副腎髄質からはアドレナリンやノルアドレナリンなどの交感神経由来のホルモンが分泌されるため、血圧上昇、頭痛、動悸、発汗過多などを生じる。発作性に血圧が上昇を示すのが褐色細胞腫の特徴とされている。

◆メジャートランキライザーは抗精神病薬のことである。強い抗精神作用をもち、統合失調症や躁状態のみならず、強い不安状態や分類不能の興奮、せん妄などにも効果がある。

◆器質性疾患は、炎症や変性や血管障害といった種々の仕組みによって細胞や組織が形態的に異常をきたし、それに基づいて生じた症状や疾患のことをいう。

◆機能性疾患は、まず身体の症状があって、しかしそれに見合うだけの器質的異常が見出せない症状からなる疾患のことをいう。

◆機能性疾患は症状のみで規定される身体疾患であるはずだが、あらゆる検査で正常となるので、身体を診る医師から「心の問題」「気の持ちよう」などが原因だとされてしまうことがある。

Episode 4

蟻の穴

みかけに
覆われた
からくりを
見破れ

「いたたた……」

まるで漫画に出てくるワンシーンのような痛がりかたで、中年女性が診察室に入ってきた。お腹が痛いらしい。ベージュの綿パンとチェックのネルシャツというカジュアルな格好をしていた。五十四歳というと中年と呼ぶにはかなり若くみえる雰囲気の女性もいるが、この女性はそのままでよいだろう。

右手をお腹に当て、左手はバッグを持っていた。上体をすこし屈ませたようにして、雪崩れ込むような感じで診察室の椅子に座った。一六〇センチは超えているだろうか。そのせいか、何だかバタバタとした雰囲気となった。

その外来は一般内科外来で、受付のあと医師に呼ばれるまでの間に血圧や脈拍数、場合によっては酸素飽和度の測定などがなされ、簡単な問診も看護師によって行われる。ということは、診察室に呼ぼうとした時点では、およそ生命の危機には瀕していないということになる。

◆ ◆ ◆

医師は、ぱっと見た時の〈みかけ〉や言動を、実は重視する。逆に、いくら患者が辛そうにしていても、そう思わなければ深刻な病気であるとは思わない場合もある。全部患者の訴えを額面通りに受け取っていては、いくら時間があっても足りない。いくらか、いや大部分の患者の言い分を医師は捨てている。

例えば、若年から働き盛りの男性というのは、打たれ弱いとでも言おうか、症状（があること）に弱い。風邪にかかり、微熱や吐き気程度でひどくグッタリする。弱音を吐いたり、少々のことで苛立ったりする。こういう普段元気で健康な男性のことを、言い分通りに構っていたら時間がなくなる。

また、症状が多いからといって重症とはいえない。一つの問診票に十個も症状が書いてあったら、医師はその患者のことを正直いってあまり心配しない。かえって、「熱だけ」とか「もう治ったが胸が痛かった」などとサラリと書いてある方が医師を身構えさせる。二年間微熱があって毎日筋痛がするという患者と、昨日の夜から発熱と筋痛があるという患者では、申し訳ないが後者の患者の対応を優先する。前者は、病的な症状はあるが病気ではないかもしれない。

◆ ◆ ◆

「痛いんですよ。どこが、うーん……ここ、ここ……息を吸うと痛い気もします」

「あれ。ここかな……すみません！」

件の腹痛の中年女性は、苦悶の表情ではある。しかしその辛そうな顔は持続的ではない。細かく言うと、瞬間瞬間で辛いと普通の表情が交互している印象だ。苦悶感には切れ目がある。

外来が忙しくて全然気づかなかったが、よく見ると問診票の裏に紹介状があった。この患者は、別の医療機関からの紹介患者だったのだ。

「全然治らないんです」

腹痛が全然治んない？　そんなことは普通ない。「病気ではないだろう」という第一印象を悟られないように、ポーカーフェイスに努めながら紹介状をざっと読み始めた。いや実際には時間が惜しく、じっと読むふりをしながら患者に話しかけ始めた。

「いつからですか？」

「んー……もうわかんないです」

一つ目の質問からこう言われて「あーそうなんですね！」と笑顔で返せる医者が日本にどのくらいいるだろうか。のっけからこんな調子で、どんな様子か語ってくれなければ原因も診断もわかりはしない。

紹介状の文面も簡素なものであった。右上腹部痛・胆石疑い。いつからであるとか、身体所見の情報はなかった。腹部エコーを当てたらしく、胆嚢内に胆石があったとのこと。この医療機関にかかる前に別のところでも検査をしたらしく、血液検査でも全く異常がなかったそうだ。今日も熱はない。

嘘、大げさ。

昔、誇大広告に注意を喚起するキャッチコピーがあったが、そんなことをこの場で言うことが許されるなら叫んでしまいたい。この中年女性からは、人の悪そうな雰囲気もなければ、怪しさ・不審さもない。どちらかといえば素朴な面持ちで、日頃は人に柔和に接しているだろうという印象のするご婦人である。詐欺師というのは例外なく「良い人」である。みかけが怪しかったり、接したときに人の悪さが出ていたりしたら、詐欺が成立しない。

嘘、大げさだったら今すぐ言って欲しい。これが〈病気〉か〈仮病〉かだなんて駆け引きはしたくない。そんなことを私は思っていた。念のためいうが、私はこの患者さんが嘘をついていると思っていたわけではない。ただ、〈病気〉があると自分自身で信じきってしまっているのではないか、そしてそういったアタマでいるために痛みが余分に増幅して感じ取られてしまっているのではないか、そのように思っていた。

前の病院での血液検査からは一週間くらい経っている。病気を見抜く上で、日数をおいて血液検査を再実施しても異常が発生していないというのは、〈病気〉ではないことを示す一つの有力な証拠となる。実際の私は、そんな冷静には考えていなかった。〈病気〉ではないと思っているのに、なぜこれ以上検査しないといけないんだと苛だっていた。苛だっていたのは、ある程度は、診察室が暑くて汗をジッとかいたからかもしれない。ゴールデンウィークからだいぶ経ってはいたが、その日がまだ少し寒い日だったために、診察室のエアコンが暖房に切り替わっていた。少し上気してきたので流れを変えないといけない気がした。風が欲しい。

「また検査してみましょうか。血液検査と、また超音波もやりましょうよ。予約して帰りましょうね」

「はい」

患者の返答は、特に嬉しそうでもこちらに訝しげでもなかった。私にというより自分の体に向かって「なんでだろう」と疑問そうな声色だった。

◆　◆　◆

身体診察をしてみた。ただ、義務感とやっつけ仕事の半々だった。横になるのが辛そうだったのと、私は私で患者に寝てもらうのが面倒くさく、どうせまた再診で会うからその時にでも診察しなおせばいいやという考えだった。とはいえ、深呼吸と腹痛との因果は知りたかった。私は、痛いという部位（どうやらそれは右上腹部であるらしい）の皮膚を視診し、軽くそこに手を当てながら、患者に深呼吸を促した。すぐにうまくできなかったので、何度かアシストしてようやく深呼吸らしきことができるようになった。

「うん、はい……。痛いですね」

息を吸ってお腹を膨らませたときに痛みが増強するのかが焦点だったのだが、あまりその傾向がなかった。深呼吸で痛みがひどくなるということに再現性がなかった。本当に申し訳ないが、心底どうでもよくなってしまった。診察はひとまず終わりだということを告げて、次回の受診日を予約し、そしてこのあとの検査のために診察室の外へ行くように伝えた。この一連の声かけの合間に、ふとある事に気づいた。患者が、痛む場所を右手の人差し指で押さえているのである。

その時の顔は、やはりさっきと同じで「どうしてこんなに痛いのかしら」という不思議そうに困惑している表情だった。もうその場の流れとしては診察は終了しているし、次の患者も大分待たせていることも気になっていたので、人差し指で押さえていたということ自体はその時はどうでもよかった。ただ、後から思えばその映像はどうしてか頭に残っていた。

◆　◆　◆

数日後の再診日。血液検査は一つの項目にも異常値はなく、腹部超音波検査においても異常はみられなかった。胆石すらも見出せなかった。実はこの日の私は、前回の診察の時と打って変わって気分がよかった。一方、患者の症状と表情は変わっていなかった。私にとってはすべてそれでよかった。検査の異常がなくても、症状が良くなってなくてもよかった。私は実はもうこの〈病気〉しかないと察していたのである。患者は、

「痛みは強くなったり、軽くなったりしますね」

「どういう風にすると痛いとか、やっぱりよくわからないですね」

「痛むのはやっぱりこの辺です」

などと相変わらずである。

診断名がわかると、この患者の一連の発言の「わけのわからなさ」が全く不快ではなくなる。

「すみません、じゃそこに横になってもらっていいですか」

診察室では白シャツにノーネクタイというルーティンの私だが、気持ちとしては襟を正して患者にそう声をかけた。診察をすると痛む場所はほぼピンポイントで、私がその部位がどこかすぐに指摘できた。

「じゃ痛んでいるところを押さえていますんで、このままちょっと起き上がろうとしてみてください」

「あ！　痛いっ」

◆　◆　◆

三十分後、再びこの診察室に入ってきたときには、患者は上体が屈むこともなく表情もスッキリしていて、シュッシュとした動作で診察室の椅子に座った。あれほど痛みに苦悶していたのに。

〈仮病〉の顔をした〈病気〉を見抜いた時は、その日一日全体が体が軽いような感覚になる。外来が全部終わって後期研修医が話しかけて来た。

「先生この前言ってたあの患者さんって、どうなったんですか？　なんか外来看護師が話題にしてました」

「ああ」

外来診療というのは私は演劇などの舞台公演だと思っている。やっている間はまったく心身とも気が抜けない。そして外来診療が終わった後には、医局のデスクに戻るけれどもそれも公演後の楽屋でのびているのと似ている。なのでこの時間帯に人に話しかけられるのは本来は鬱陶しいのだが、この時ばかりは違った。

「あのね、今日はあの人にどうしたかというと」

自分から後期研修医に話し始めた私は少し体が熱くなっていたが、それはあの患者の初診のときに診察室で感じた不快な熱さとは全然違っていた。

賢明な読者へ

腹痛を診る専門科が、消化器内科だと思ったら大間違いである。「お腹」というのは、だだっ広い領域である。『消化器疾患の顔をした、別の疾患だった』ということはよくある。上は肺や心臓と接しているので、呼吸器や循環器の疾患が腹痛になることもある。下は骨盤内臓器との隣接性から子宮・卵巣や前立腺などの疾患が腹痛になることはむしろよくある。『後ろ』には後腹膜臓器があり、腎臓や尿管で発生した病態が腹痛になることもある。

もっというと、「腹膜」そのものや「皮膚」の疾患の症状が腹痛になることもある。頻度が高いのは帯状疱疹だろう。臨床医であれば、片側のやや狭い領域の腹痛で精査してもよくわからず様子見にしていたら、その数日後にヘルペス疹が出現して帯状疱疹という診断になった（ということを後日聞いた）という事例に遭遇したことは、一度や二度ではないはずである。

こういうパターンの病気と仮病を見抜くには、例えば「腹痛」という触れ込みに対して、ある種の型・フレームを持っておくとよいとされる。私の場合には、腹痛はまず大まかに消化管由来と消化管外疾患とに分けておく。それは生真面目にそれぞれの疾患をリストアップするとかではなく、「お腹が痛いと言っているけれど消化器由来じゃないのでは」と自分の心理面に問うような、一つのスローガンとしての位置付けである。また「仮病」が多いことが腹痛の特徴であるから、「お腹が痛い／腹痛」という触れ込みの患者に対しては初めから消化管以外の由来があるのだということを織り込み済みにしてしまうのが理想的ともいえる。要は少し『あまのじゃく』になるとよいわけである。

体の側方の痛み

『flank pain』という語がある。解剖学的な定義がなくはないが、この語は定義で語るとつまらない。後に述べるが非常にクリニカルな実用語である。『flank pain』は対応するよい日本語直訳がない。『flank』は『side』という意に近く、「側腹部痛」というのが一番近いかもしれないが、それでも臨床における『flank pain』という語のニュアンスをカバー仕切れていないと思う。

定義を説明的に簡単に述べると、片側の側腹部の不快・疼痛で、上は肋骨、下は腸骨稜、

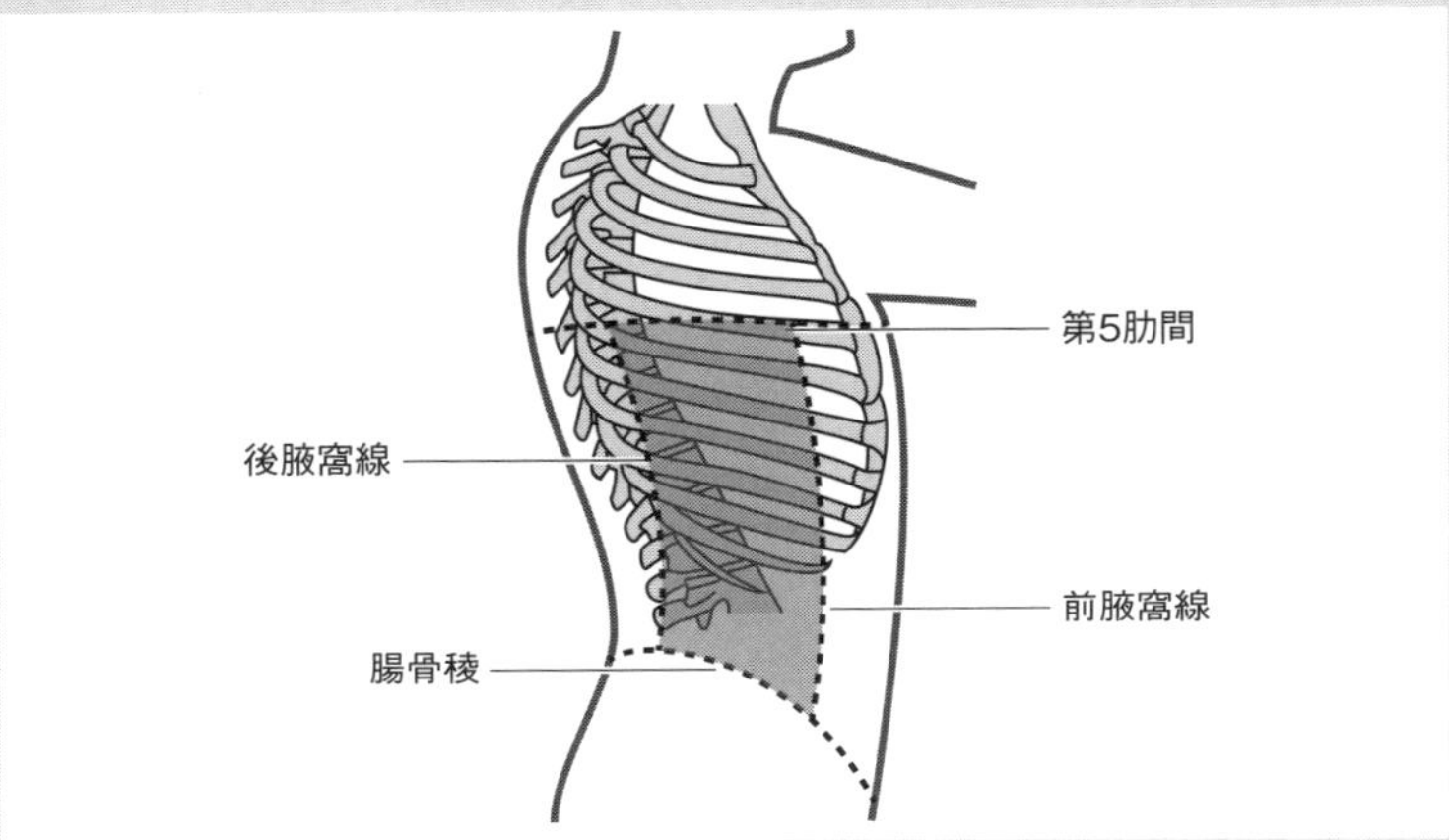

図　第５肋間、腸骨稜、前腋窩線、後腋窩線、で囲まれた領域をflank painと呼ぶことが多い

前は前腋窩線、後ろは後腋窩線で囲まれる領域の痛みである（図）。前は中腋窩線とする考え方もあるらしい。

この領域の疼痛は難しい。上は胸郭・胸膜、下は骨盤内、前は心窩部〜上腹部〜下腹部、後ろは後腹膜臓器、のそれぞれに由来する可能性がある。これに解剖学的・生理学的な違いも組み合わさるため、『flank pain』というのはかなり多岐にわたる広大な鑑別疾患が想定されることになる。

では、だから意味がない考え方なのだろうか。つまり鑑別疾患が絞りきれない、特異性のない症状だから役に立たないと考えるであろうか。これも先ほどと同じで、flank painは、それをみたらちょっと気をつけようと警戒するアラート的なものとすればよい。もっと局在を絞れというかもしれない。それはその通りだが、患者の訴えは得てして（よくよく聞いても）曖昧である。この曖昧さを加味した症候学的概念が『flank pain』という語にはある。

例えば「悪寒戦慄を伴う急な高熱と『右下腹部痛』が今朝から」という触れ込みの患者に、「熱＋右下腹部痛」という組み合わせだけで虫垂炎に飛びつき、無用な外科紹介・虫垂炎の除外への拘泥、などのために、十分septicとなりうる急性腎盂腎炎を忘れるということのないようにしたい（軽症虫垂炎より腎盂腎炎の方がずっと重大疾患だと思うのだが、なぜか世間では虫垂炎をやたら怖がる風潮にある）。「右下腹部痛」の訴えをあまのじゃく的にflank painとしておけば、虫垂炎も念頭に置きつつもむしろすんなりと腎盂炎の診断を想起できる。

今回の診断推論

エピソードの中の診療がお粗末な点は、当初局在をろくに同定しようとしなかった点である。これは論外としても、この患者のようなバタバタとした診察室の入り方は、腹膜炎・腸間膜炎・胸膜炎のような漿膜炎ではあり得ない。漿膜炎は少しでもその部位が動くと痛むので、基本的にはじっとしている。腹膜炎ならなるべく振動が伝わらないような動作になるし、胸膜炎なら深い呼吸を避けたり声が小さくなったりする。そして、医師はともかく基本患者自身が割と正確な局在を教えてくれる。

また身体診察のみでかなり細かい範囲（炎症の局在）を同定することもできる。結果的に軽症だった結腸憩室炎の腹部圧痛部位が、五百円玉くらいの範囲にまで診察で絞り込めたことがある臨床医もいるかと思われる。胸膜炎もびまん性胸膜炎というものはなかなかなく、片側の胸膜でしかも局在性があることが普通で、その多くが患者自身あるいは身体診察で比較的正確に部位を推定できる。この患者の腹痛では、その様子から腹膜炎の可能性はないと思われる。第一、血液検査で異常がない。

エピソードで登場した「胆石」という仮説はあながち悪いものではない。腎盂・尿管結石にしても胆石にしても、不快を伴う疼痛・疝痛が出たり消えたりしたり、石の振る舞いによっては主たる疼痛部位が移動したり、体表の色々な方向に放散したりもするだろう。ただエピソードの中の患者は、結果的には経過が長く諸検査でも証拠はなく、胆石や尿路結石は否定的であった。

痛みの所在をさらに詰める

少し話は戻るが、この患者の腹痛は『flank pain』だろうか？　この痛みはflank painではない。flank painは「領域」の痛みであり、結局この患者が自身で指し示したピンポイントの痛みのことをflank painとは呼べないと個人的には思う。flank painはあくまでregional painであり、ピンポイントの疼痛は含めないのだとしたい。この点も、疼痛の局在を特定しておく意義を強めている。

ではピンポイント痛だとわかった上で、この患者の診断は何であろうか。局在はわかったので、次は皮膚から始まって深部に向かうタテ方向に解剖学的な推定をしてみる。皮膚、皮下組織、脂肪織、筋肉（腹直筋）、筋膜、腹膜、内臓脂肪、腸管の漿膜、固有筋層、粘膜層といった具合である。ただ、この場合は単に病変とその位置を考えるのとも違う。知りたいのは疼痛の居場所だ。

実はエピソードで最後に行った診察は、「腹壁圧痛試験」といって「カーネット徴候」を確認する身体診察を行っている。腹壁由来の疼痛を検出するのに用いる。寝た状態から起き上がろうとするとき、元気な人であれば普通はまず首から頭を挙上する。その時、いわゆる腹筋に力が入る。この患者は少し起き上がろうとしただけで、厳密には頭を少し上げただけで件のピンポイント部位に著明な疼痛増強をみた。これはカーネット徴候陽性あるいは強陽性といい、患者の腹部の痛みが腹壁由来であることを意味する。腹壁とは腹膜より体表側の組織をひっくるめたものと思えばよい。皮膚、皮下組織、脂肪織、筋肉、筋膜である。詳述はしていないが、画像検査においてはこれらの解剖領域に血腫などの占拠性の病変はないことがわかっている。

この患者の診断の一つの可能性として子宮内膜症がある。これは、異所性子宮内膜とも呼び、子宮内膜組織が腹壁に存在してしまい、生理周期ごとに疼痛を及ぼすものだ。ただしこの患者は閉経しており、生理周期がないこともあって否定的である。また周期があったとしても、実際のこの患者の痛みの出現パターンは二週程度の増悪・寛解を繰り返しているとはいえない。

ピンポイントの腹痛の原因は

ACNESの診断基準

1. 腹壁の片側1箇所に圧痛点がある（トリガーポイント）
2. 圧痛点は腹直筋の外縁より内側で小さい範囲（<2cm^2）に限局
3. カーネット徴候が陽性
4. 血液検査・画像検査で異常を認めない
5. 局所麻酔薬注入後、疼痛が軽快する（80%程度）

腹痛を考えるとき、どうしてもヨコ方向の平面で考えてしまう。痛む場所を手のひらで押さえることが多いし、内臓痛やいわゆる放散痛はある程度の領域を成してはいるが、境界や部位が曖昧だったりする。ではエピソードの中の患者のように、お腹の疼痛の原因となり、画像に写らず、腹壁などを解剖学的にタテ方向に走るものといえば何か。これはこのケースの答えになってしまうが、「神経」である。具体的に言えば、下位肋骨の肋間神経（およそ第8～11）の前皮枝である。解剖学的に第7～12肋間神経の前皮枝は腹直筋鞘に入り腹直筋に分布する神経の終枝であり、これらの枝が体表に向かってタテ方向に腹直筋を貫いている。そして肋間神経の前皮枝が腹直筋を貫く部位で圧迫を受けて惹起された疼痛性病態を前皮神経絞扼症候群（anterior cutaneous nerve entrapment syndrome, ACNES）という。これが今回のエピソードの腹痛の原因となった。

ACNESすなわち、肋間神経の前皮枝が腹直筋を貫く部位で圧迫されるというその原因は不詳である。女性に多く、年齢は四十歳台を平均として小児から高齢者まで幅広い。実際の疼痛部位は、右下腹部、右上腹部、左下腹部に多い。左上腹部はあり得るが、滅多にない。レベルごとにいうと、第8肋間神経の前皮枝は心窩部、第9なら季肋部、第10なら右上腹部、最下の第12肋間神経のものは臍部と恥骨結合の中点よりも下になるため、右なら虫垂炎、左なら便秘や憩室炎などとされてしまうかもしれない。

診断は、利用できる診断基準を前頁の表に示す（日小外会誌第五三巻四号、二〇一七年、九四七頁より抜粋）。今回の患者に当てはめれば、あとは局所麻酔薬注入で疼痛が軽快するかを確かめればいいことになる。具体的には圧痛の最強点に1％リドカイン10mLを皮下注（トリガーポイント注射）することになっている。

注射の効果についてはエピソードの続きを読んで確認してほしい。

エピローグ

「じゃあ、ここに仰向けに寝てください」

その腹いたの中年女性は、顔は不安げなまま動作はとても従順そうに腰とお尻の位置を確かめながら、処置室のベッドに文字通り寝た。本人と看護師には注射する部位はあらかじめ言っておいたので、患者と看護師は二人で衣服を開けお腹を出した。別の看護師が1%リドカインを10cc吸った注射器をトレイにのせて私に持ってきた。

「ここでしたっけ？」

「うーん、ここ、うーんここかなあ」

と患者は右手の人差し指一本で疼痛部位を初めは弄るようにして、だんだん場所が絞られてきて最後は探索するような手つきで痛む場所を指し示した。私はその情報を参考にして、注射直前の最後の診察をした。

「ここでしたっけ」

「はい、うーん」

「ここ？」

「アァア、痛いっ！」

指し押しているのは中指一本である。私はそこにマーキングをして、そこに視線をやったまま消毒の準備を始めた。そしてそこに指を軽く当てながら聞いてみた。

「今、軽く腹筋するみたいに一瞬頭をあげようとしてもらっていいです？」

「痛っ！」

消毒はイソジンで同心円状に二回、穿刺時の疼痛はあったが、後のトリガーポイント注射の過程に問題はなく、10ccの注射が全て終わった。

◆　◆　◆

一五分後、寝たまま休んでもらっていた彼女のところへ他の患者の診察の合間に行ってみた。どうですかと聞くと、痛みはないですすと。いつからと尋ねると、注射のすぐ後からだという。注射の直前にしてもらったように、もうこれで診療も終わりなので、そのまま立ってみてくださいと言った。すると、何の造作もなくスッと起き上がりスタスタと歩行できた。

「おー、どうですか？」

「痛くないです」

彼女の返答はすごくシンプルで、ただ、私に比べたら随分感動がない。とりあえず私は彼女に処置室から出て、元の診察室へ入るように促した。

「あの……」

「何ですか？」

「この前健康診断でピロリ菌陽性と言われたんですけど、それはどうしたらいいですか？」

ピロリ菌はこの腹痛に関係ないですよ、というべきだったのか、それともそんなことは今はいいからもっと喜んでくださいよ、というべきだったのかちょっとわからなかった。

この患者の変わりっぷりに、看護師たちも忙しいせいかあまり関心がないようだ。すごいですね先生、とはやし立てられるより、誰も感心しないくらいの方がゾクゾクとした達成感がある。いやちょっと違う。ちょっと涼しげな風を受けた感じだった。あの時もこの風が欲しかったのかもしれない。

◆
◆
◆

漫画のようなオーバーアクションで登場したこの患者は、まるで作り話のように何もなくなって帰って行った。千丈の堤も蟻の一穴からとはいうが、針一本もしない大きさの神経の絞扼が原因で、人間の生活が大きく振り回されてしまう。症状は大きくてもこういう〈病変〉はCTを駆使しても検出できない。

蟻。蟻のサイズをつい想像した。一瞬でも〈仮病〉と思ってしまった私は、蟻のことをすごいなと少し思った。

◆腹痛は子どもでも知るくらいありふれた症状だが、医師の立場からすると一番診断しにくく難易度も高い。問診、身体診察、血液検査、超音波検査、ＣＴスキャン、内視鏡検査などによって総合的に診断する。

◆医師が「解剖を考える」と言ったら、いわゆるあの人体を勉強のために切り開いて解体し、構造などを観察するあのことをいうのではなく、あくまで脳内で身体の構造や臓器、組織を細かく分析する頭脳労働のことをいう。

Episode5

Flyer

近づきすぎると
見えない
構造に
なっている

ある男性医師は診察室で苛立ちを通り越して苦笑していた。その日、私は外来日ではなかったが、内科の外来に立ち寄っていた。診察室の後方裏手まで、作成済みの書類を届けに来ていたのだ。その日は初夏の終わりの猛暑日のせいか患者さんの入りは少ないようだった。

大学時代の同級生にバードウォッチングが趣味の奴がいて（こう言うと聞こえはいいが要は鳥オタク）、彼に言わせると、鳴き声を聞けば鳥がどんな気持ちかわかるという。いやこれはスピリチュアルな意味ではなく、鳥の行動パターンを熟知すると行動の目的がわかるのだそうだ。合目的な解釈だなと当時は薄々思っていたが、行動が本能という一種のアルゴリズムで規定されるところが人間なんかよりも捉えどころがあり、鳥に情熱が向かう彼の純真さがちょっと羨ましいと思った。

私は私で、人のしゃべり声を聞けば、しゃべっているテキスト内容（文字情報）からではなく「声色」から気持ちがわかるといえば、わかる。件の男性医師はイライラしていて、患者であるご婦人は本気で自分の症状を心配している。声だけを聞く限り六十代後半の女性かなと思った。とても病人と思えない声である。ごくわずかにしゃがれているが、声量は大きく通る声をしている。ナースによればこの近所の患者さんだそうで、毎週、多い時は連日やってくるのだそうだ。

◆　◆　◆

「だからね、全部正常なんですよ。超音波はもうこの前やりました！」

「先生、本当に大丈夫ですか？　なんかね、夜中に動悸で飛び起きちゃって。それでおさまらないもんですから、心臓が止まるかと思ったんです」

「この前渡したお薬はその時に飲みましたか？」

「いや飲んでないです。飲んでいいのかわからなかったものですから」

噛み合っていないなと思った。医師からすれば不安を訴えているとしか思えないが、患者本人からすれば体の症状を訴えている。〈病気〉に対する理解が根本的に異なっているのだ。

「もう救急車は使わないでくださいよ」

「どっきんどっきんしちゃって。心筋梗塞とかになってしまわないかしら」

「ならないと思いますよ」

「わかってても、そういう風になると考えられなくなっちゃうんです」

患者が自分の心配を強く言い、医者の心情に訴えて、じゃあその結果医者がそんな患者を可哀想に思ってよくしてあげる、という道理は医者には通じない。医師が動くのはいつも合理性である。この医師からすると、この患者の言動と行動には合理性がないのだ。あまりに合理性に欠ける事柄をみていると、やがてそれは本当ではないのではと思うようになる。〈病気〉などないはずだと。

このご婦人は何を求めてやって来ているのだろうか。餌場に何度もやってくる鳥のようにも見えてきてしまうが、それは違うだろう。鳥は餌を求めてやって来るのだから。

本能という概念に、目的も理由もない。本能といえば、私はこの患者をそのうち自分が診ることになる気がすると思った。本能的に。そこに根拠はない。が、そう予感した後の私の行動には目的や理由がある。

◆

◆

◆

〈仮病〉を見抜くよい方法は、患者の全く意識が働いていないところをみることである。要は無意識でいるところを垣間見るのである。例えば、待合室で待っている様子、診察室に入った後の何気ない荷物を置くしぐさ、検査や会計に向かうまでの歩容、売店や病院外で過ごしているところ、など無意識で自然体でいる様子が一瞬でも垣間見られれば、それは貴重な情報となる。しかもこのご婦人の場合、私はこの時点ではまだ会ったことはなくご婦人も私のことを認識していない。またとない貴重な場面だと直感した私は、ご婦人が診察室をいったん出て、検査室かどこかに向かうところを後ろから何気なく見させてもらうことにした。

一番驚いたのは、このご婦人の実物の姿を見たときではなかった。あとになってこのご婦人の実年齢を知ったときだった。もうすぐ八十歳。小物も含めて細部までオシャレに気を遣っていて、服装もいわゆるブランド物で固めてはいないが、ダークトーンの中にアジアンテイストの花模様があしらってある召し物で、非常に感じがよいし、センスもよい。にわかには七十九歳とは信じがたかった。

◆　◆　◆

「先生、あの……」

ある日のこと、そう、件の男性医師からＰＨＳが入った。この先生は、私より後輩であるが、後期研修医たちを指揮することもしているいわゆる若手中堅と呼ばれる立場で、患者さんとはさっぱりとした関係を保ちつつ、確実で安全で標準的な医療を提供をする安定感のある医者だ。医者からみれば、ある意味理想的なタイプかもしれない。その彼からの頼みごとである。

「いまエコー研修中なんですが、自分がなんだかんだでみることになっている患者さんがちょうど今また外来に来ちゃったっていうんですよ。本当にすみませんが、代わりに診ていただけないでしょうか」

「お、いいよ」

ここですぐ、「あ、お願いします」とあっさり言わないのが彼らしい。

「多分なんともないと思います。いつも苦しいだの動悸だの言っていて、救急にも来ることもあって。検査ではいつも何もないです。不安な割にはいつもそれだけで安心して帰るんですよ。今日もきっとそうなんで、すみませんがご対応を……」

あらためて彼のショートプレゼンを聞いて、無駄がないなと思った。

彼には悪いが診断と治療はもうわかった。あとはどうもっていくかだ。

◆　◆　◆

診察室に着くとデスクの上に心電図の紙切れが置いてあった。特にクラークや看護師から何の申し送りもない。おそらく先生が口答で看護師に指示して、とりあえず診察の前に心電図をとっておくようにしていたのだろう。

この心電図ほど誰にとってもどうでもいい心電図はなかっただろう。ただ、そういう検査も世の中には必要である。

患者さんの今日の身なりも感じがいい。黒のワンピースにクリーム色のカーディガン。ワンピースは多分ノースリーブ。今日も外は暑く、診察室内の荷物置き場に置かれた折り畳み傘はきっと日傘であろう。

今日臨時受診するに至った症状や経緯や、彼女の言い分はもうわかっている。あえて趣味は？と訊くと、能楽堂に能を観に行くこと、着付け教室で着た着物でお茶会に出ること、あとは歌謡教室だそうだ。随分活動的ですねというと、「周りは結構年配の方ばっかかで」と言う。この快活さと事の経緯である彼女の「不安」とは、普通は相容れないはずだ。こういう習い事や趣味があった日の夜は、神経が昂ぶって寝付けないことが多いんだという。そんな時に動悸で胸がつぶれそうになる例の症状が出ることが多いらしい。

ストレスは？とわざとストレートに訊いてみる。単にストレスがあるくらいでは、こんな症状にはならないことはわかっていたが。彼女のストレスは、娘が結婚しないでずっと家にいて、仕事はしているけれどたまにパチンコに行くことらしい。娘はもう五十歳、自分の人生があるはずだ。

「いきなり苦しくなってしまうんですか？　徐々にではなくて」

「なんか、またなったら嫌だな……と思っているうちにガーッとすごいことになるんですよ」

「呼吸も苦しいんですか？」

「苦しいです！　はぁはぁ言って浅い呼吸で止まりそうになるんです」

この患者は救急外来にも過去にたくさん受診しており、私は診察室で話に耳を傾けながら右手でマウスを動かし電子カルテで記録を過去に手繰り、確かに呼吸困難を訴えてはいるが客観的な異常がなかったという記載を確認していた。呼吸が止まっているわけがない。それにしてもたびたび受診しているなと思った。

「たくさん、受診してますね」

「そうなんです」

「不安……なんですね」
「その時はそうですね」

その時？　私はこの回答には強い関心を持った。と、同時に本質をみた気がした。

頻回に医療機関を受診する患者に関する問題は、現実の医療現場に立つ者ならば誰もが経験がある。そのように受診する人達の、事情というか内訳は一様ではない。ただ、一様ではないと理解している医療者は多くはない。このご婦人でも頻回受診の理由として、要は寂しいからということを想定する者がいるかもしれない。例えば家族や親友との死別などにより悲嘆に暮れていたと、あるいは配偶者の他界以来ずっとふさぎ込むようになっていたと。そのような人が、昼夜構わず頻回にわざわざ医療機関を受診するだろうか。しかもちゃんと身なりを整えて。

◆　◆　◆

少し踏み込んで「不安神経症」の可能性はどうか。不安神経症は色んなことが心配になって落ち着かず、いつも緊張してリラックスできず、動悸、めまい、頭のふらつきなど多彩な身体症状を伴う症候群のことである。が、もし不安神経症なら比較的いつもこの症状に苛まれるはずである。そんな人が忙しく趣味をこなすことができるであろうか。

「いつもしんどいから病院に来るんではなくて、びっくりして来るという感じですか？」

「そんな感じです。びっくりなんてもんじゃないですね。もう終わりなんじゃないかと思わずにはいられなくなって、パニックになっちゃうんです」

「パニック」というのは世に馴染みがあり過ぎる語になってしまっている。「誰でもパニックになる」とよくいわれるが、精神医学的な意味の「パニック」が、本当に誰でも起きてしまうのだとしたら恐ろしい世の中だ。

そうではない。医学的な意味のパニックは誰でもなるのではなく、〈病気〉の人がパニックになるのである。パニックになって病気になるわけではない。単なる心配やストレスでパニックになるのではない。「単なる心配症」とラベルした瞬間に〈仮病〉は顔を出すのだ。

本能のなすことには一見手出ししにくいが、本能はワンパターンでもある。もともとそうできている。鳥の気持ちをわかるには鳥の行動パターンを熟知すればいい、とあの同級生は言った。この患者がすぐに病院に飛来することに、目的を見出そうとしてはダメだ。すぐに飛来するという行動に注目したらいいのだ。

賢明な読者へ

「主訴」「プロブレムリスト」で捉えるから見誤るということがある。「主訴」という語は医学用語というより日常的な業界用語に近い。また、初期研修が必修化され、研修医教育というものをせざるを得なくなった今日、学生・研修医をはじめ臨床教育界隈に関係する者なら「プロブレムリスト」という言葉を聞かない日はないだろう。

患者の問題点をまとめる

「主訴」「プロブレムリスト」をまとめるというのは、臨床問題のような複雑な事案に対して、要素に還元して個々に分析し、それを集合すれば全体の問題が解決されるだろうという考えから来ている。帰納的な考えである。公式な学術集会の発表でも、症例提示は「主訴」から入る。内科系の話にはなるが、ケースカンファレンスあるいは日々の診療カルテでは、何の疑いもなく「プロブレムリスト」を挙げ、それぞれに対して検討を行う。症例提示における「主訴」は、それに続く現病歴などと併せ、いわば聞き手の一種の心地良さであり、日常的なことにこそ型が大事であるとする形式美のようなものさえ窺える。

そして、「プロブレムリスト」を挙げることは、もれのない診療のために必須であるとの雰囲気がすでにある。緻密に進められるので、臨床上のセッティングによってはこのやり方が非常にマッチする場も多い。例えば、集中治療や救急医療などである。重症患者を扱う臨床では必須の進め方といえる。他にも、院内感染症が疑われる状況で熱源・感染源を探索する際にもマッチする。院内発症の感染症という深刻な状況の中で、少なくとも検索の初動においてフィーリング・思いつき・独創などでやられてはたまったものではない。もれなく問題点を挙げ、緻密に進めていくような探査法が望まれる。

一方、筆者が怖いと思うのは、こうしたまとめ作業のフレーム化・テンプレ化があまりに広く浸透し、一様化してしまっているということだ。どんな状況でもこの手法で解決できるとされてしまっているような気がする。これは状況によっては良くない。思考まで奪っているとまでは言わないが、知らず知らずに推論の柔軟性を減じている気がする。臨床の問題は、全てが要素に還元できるわけではない。それが合理的だと信じることは悪くないが、他のやり方の良さを減ずるものではない。

不定愁訴かどうかという視点

さて、このエピソードでは患者はどうやら「耐え難い動悸」を訴えている。これを「主訴、動悸」として、動悸を主症候とした鑑別を考えていった経緯も過去にあるようだ。しかし、これまでの精査で異常所見は何も見つからなかった。では、いったい何が問題なのだろうか？

難治性の動悸、原因不明の動悸、そういったものを考えるであろうか。実はこのケースはそうではない。器質的な疾患ではないのだとしたら、不定愁訴だろうか？　不定愁訴とは、「主に身体的愁訴が比較的長期間にわたり存在し続け、その内容は時にまとまりがなく、時にこだわりが強く心気的で、総じて了解し難いことに対して不安となっていて、そして医師からみて一見して医学的異常があると思えないものであって、実際に生命の危機の徴候がないか緊急疾患が除外されているもの」のことである。この様相とこのエピソードの患者の様子とは、あまり似てはいないと思われる。

まず、この患者では症状にまとまりがないということはない。動悸あるいはそれに対する極度の恐怖と心配。一貫してほぼこれである。しかも、症状があるときとないときがはっきり分かれている。不定愁訴かどうかを厳密に区別すること自体は実は重要ではないが、エピソードの中の患者は上記の意味合いの不定愁訴は訴えていないように思う。

仮病とせずに身体疾患の検討をする

ではこれは仮病なのだろうか？　例えば本当は辛くないのに、何か意図を持って気を引こうとしてこのような行動を起こしているのだろうか。これを全面的に否定するには、時間をかけて繰り返し踏み込んだ聴取が必要であるが、特に何らかの利得があるとは思い難い。推論上の発想として、「不定愁訴の顔をした身体疾患なのでは？」と考えることはこのケースに限らずいつも大事である。この患者は不定愁訴とは言い難いが、同様の枠組みの思考をするとよい。つまり、こうした「極度の不安を伴う発作的動悸の反復」という臨床表現をとる身体疾患を一度は考えるのである。

まず一つは、発作性上室性頻拍（PSVT）である。この疾患は、比較的罹患年齢に偏りがなく、病前リスクも目立ったものはなく、事前推測が難しい疾患である。文字通り発作的に動悸が出るのが特徴だが、あまりに突然であり、さっきまで元気だった人が急にうずくまったりするので、それだけに発作がすぐ停止して元気になってしまうと、その発作自体が嘘なんじゃないかと思われたりする。また発作時に強い不安、発汗、過呼吸、過換気症候群の諸症状などを伴うことも多く、循環動態が安定していれば精神的なものとして片付けられることもある。

診断は病歴、症状と発作時の心電図、投薬に対する反応、などによって総合的に判断する。このエピソードでは明示はされなかったが、救急受診のうち一部は救急車を要請したことがあるらしく、その時の救急隊到着時、あるいは搬送先の評価では発作が出ていると思われるときのモニター心電図等にＰＳＶＴの所見はなかったという。この辺りの経緯で、エピソードの中の診察医師は「特に（循環器内科的な）病気はない」としていたのだろう。

もう一つ挙げるとすれば、褐色細胞腫（ＥＰ３参照）だろうか。ここはこの疾患をレビューする場ではないが、カテコラミン産生による交感神経症状が主である。また発作性に症状を発するという形式も半数ほどあるとされる。高血圧が中核症状とされることが多いが、動悸・頻脈、発汗、過呼吸・呼吸困難などはコモンであり、自覚的な視覚の異常、錯乱、死を感じるほどの不安や切迫感などを伴うことも多い。

教科書的な疾患の理解と違い、血圧上昇だけでなく反動でむしろ低血圧となったり、下痢ではなく便秘となったり、断片的に判断したのでは疑えないのが褐色細胞腫である。つまり、こうした症状をとる別の疾患と思われたりもする。例えば単に精神的なものとか、不安神経症やパニックとされたり、一回一回の発作がマイルドだったり持続的な様相なら、不定愁訴となったりもするだろう。ただ、今回の患者では高血圧症もなく、また発作時の血圧上昇もない。

言動より行動に注目する

こうした検討を経て、「不定愁訴の顔をした身体疾患」が否定的であれば、この後この患者に対して何を問題視すればよいのだろうか。実はまさにこの問いが重要で、今回のエピソードの本質である。

「frequent flyer／頻回受診者」という言葉がある。この患者の行動はまさに「frequent flying／頻回受診」そのものと言える。flyという言葉が医療者目線すぎるということもあり、「frequent use」という言葉の方が適切とする考えもあるが、様子を示すタームとしては『flying』の方がよくわかるのではと思ってしまう……。頻回受診者／frequent flyerは次のような行動をとることが多い。

頻回受診者／frequent flyerの行動の傾向（筆者の経験より）

・薬を出したのに、飲まない
・すぐ救急車を呼んでしまう
・担当医ではない日にも受診してくる（看護師とは顔なじみになる）
・通常、身体症状を訴える

症候・問題点を細分化した「動悸」を発する疾患の可能性について分析するのではなく、こうした行動に注目すること、そして頻回受診自体を症状と捉えて対応することが次なるプランへの端緒となる。頻回受診者への理解が必要である。これは、医療者によっては意識改革となる可能性もある。

頻回受診をする患者本人に、「なぜそんな理由で受診するのか」などと訊くのは全くの無駄である。そうではなく「頻回受診をしてしまう」こと自体を症状と捉えるべきである。患者は、頭ではわかっていてもつい心配になってしまうのである。頻回受診をする患者の「言い分」ではなく、「行動」に注目し、理解し、受容し、介入していくのがよい。頻回受診という「行動」を診ていれば、それを担当医が症状と考えるようになるから、それを問題視することができるようになる。ついついしてしまう行動自体を患者の困りごとだと医師が考えること、これを出発点と考えたい。

これは不明熱、不定愁訴を、担当医がそうであると認識できた時点で成功であって、そう認識してしまえば次は不明熱、不定愁訴自体が症候となる疾患を考えればよいという発想の変換に似ている。このエピソードの場合、「突如始まる動悸や不安の程度が一気に極期に向かい、冷静な判断を欠いて、思わず受診せずにはいられない」という行動が問題であることに変換できるはずであり、ここを治療の対象とすることができる。

理由は考えない

この患者の全体像は、パニック障害に近い。受診の理由になった動悸と恐怖はパニック発作である。典型的ならすぐ想起されるかもしれないが、本例のように行動面に注目されないだとか、むしろ軽度の行動制限にしかならないようなパニック発作／パニック障害であると、身体症状が前景に立ちがちとなるためパニック障害が想起されないままとなる。もちろん軽症であればあるほど、治療適応があるかは個別・現場判断となる。過剰診断／過剰治療にも注意したいところではある。

しかし、内科医の視点でみれば、多くのパニック障害の患者は精神科や心療内科など適切な科に行かずに、一般外来や救急外来などで「困り者」として扱われていることが多い。こうした患者は、パニック障害という理不尽な病にかかっているのであって、単に医療者を困らせようとしているわけではない、と考えを転換できるかがポイントとなる。

パニック障害の治療は、薬物治療ならマイナートランキライザー（抗不安薬）と選択的セロトニン再取り込み阻害薬（SSRI）で行うことが多い。軽症なら用量も少なくてよいことが多い。双極性障害、気分変調症や解離性障害、身体表現性障害、離人性障害、だと思われる患者には主治医として内科医が直接手を出すべきでないが、あまり他病態が重畳しないピュアなパニック障害あるいは軽症例ならば、十分内科医やプライマリケア医にも対応可能と私は考えている。「不安・強迫・パニック」と聞くと内科疾患／身体疾患と思えないかもしれないが、症状の組み合わせは身体症状であることが多く、これらは一度成書などで十分理解しておくとよい。

医療者は、今回のような患者をみると「なぜそんなに、そんなことで受診するのか」と理詰めで考えてしまう。外来診療で、頻回受診患者をその場で論破しても全く解決にならない。こうした患者には、「（やや高度な）検査→正常確認→説明し納得で帰宅」の目論見はほぼ失敗に終わる。患者が繰り返し訴える症状の原因を医師が突き詰めても解決しないときは、「症状を訴えて受診するという行動を制御できない」ということが症状であると捉えるべきである。

エピローグ

「え、あの患者さん先生のところに通院してるんですか？　どうりで最近」

例の後輩医師が休み時間に医局でそう私に話しかけた。

「どうですか？」

「すっかり良くなったよ。もう予約日にしか来ない」

「え……」

◆　◆　◆

そのご婦人は私に言った。

「私の病気って何なんですか？　心臓の病気じゃないんですか。それとも単なる心配性ですか？」

答えはそのどちらでもない。

「動悸が辛いとき、他に症状はないですか？」

「胸が詰まります。胸というか、喉ですね」

「他には」

「んー、何だか歩くとフラフラしますね。足元が」
「もらった頓服薬は、なぜ飲めないんですか？」
「ああ、あの安定剤ですね。いつ飲んだらいいのかわからなくて……というかですね、その時の症状にそれを飲んでいいのか判断できなくて」
（こういう時はね、頓服させちゃだめ。そうじゃなくて決まりで飲むようにしないと）と心の中で後輩医師に呼びかけていた。不安に戸惑っている患者は、何に対しても戸惑うから、頓服という行為がそもそも下手なのである。あるいは、ＳＳＲＩ（選択的セロトニン再取り込み阻害薬）を定期的に飲むようにしたとしても、少しでも副作用が出てしまうと、またそれに対して過剰に不安になってしまい、キードラッグであるこの薬を飲んでくれなくなる。

手の内を明かすようだが、まず別の薬でほんのり安心してもらうことにする。この時は薬効をあまり気にしなくていい。パニック発作、パニック障害というものを十二分に理解してもらうことに時間を割く方を優先する。

薬物治療としては、まず漢方薬を選択してみた。足元がふらふらするということ、また夜就寝中に発症するということなどから柴胡《さいこ》加《か》竜骨《りゅうこつ》牡《ぼ》蛎《れい》湯《とう》を選択した。また喉元の閉塞感も訴えているので半夏《はんげ》厚朴湯《こうぼくとう》も併用した。

こうした漢方治療と疾病理解のみで少し落ち着いた手応えはあった。しかし時折、例の動悸発作が現れた。救急車を慌てて呼ぶようなことはなかったが、彼女の「心配」は消えなかった。そこで眠前にロフラゼプ酸エチル錠を0・5㎎だけ定期的に飲んでもらうようにした。これは予期不安を防ぐためで、飲む時点で調子がよかろうと必ず決まりで服用してもらうことを伝えた。この処方は成功したように見えたが、服用した翌朝のふらつきが気になるという。これが少し迂闊だった。このふらつき症状に対しての不安が勃発してしまったのだ。こうなるといったんロフラゼプ酸エチルは減量せざるを得ないなと思った。結局SSRIを導入した。二週ほどしてから、全く発作が起きなくなった。

◆　◆　◆

私はこの患者に特に寄り添ってはいない。別に彼女の心配に、そこまでちゃんと傾聴していないし、ましてや可哀想だねと同情もしていない。行動に注目し、「頻回受診」自体を症状と考えて接しただけである。

問題点を分析すべくなるべく細分化して突き詰める。これをすればするほど解決が遠のく事例だった。本能のいたずら?「本能の制御不良」が正体だったと思われる事例ではあったが、それに原因や理由は何もない。

かの鳥オタクの友人は、鳥の気持ちを知るには行動に注目せよと言った。鳥が、あるところへひっきりなしに飛来する理由をどのように推し量るべきか。餌が欲しいのだろうか。理由がわかったようにみえても、それは後から多少合理的となるように周りがこじつけているだけである。気持ちや考えなんて、本当のところはわからないのだ。

急に、この前私のところへ来た医学生のことを思い出した。文脈は何もかも忘れたが、私は彼に「患者に共感しなくても臨床はできる」と言った。その言葉を訝しがっていた彼に、もう一度言ってやりたい。患者に共感してもいいが、共感できなくてもいい。共感しすぎると、物事を引きで見る視点を忘れるから、患者の行動全体を見渡すことができない。

相手の気持ちがわかるなんて傲慢だ。人は辛いことほど、言葉に出して言えないものなのだから。事実、ご婦人は自分の辛さを行動で示していた。

◆「主訴」というのは、患者さんの受診の契機となる、主な症状や症候、象徴的な状態を、ほぼ一言・一語で表現したものをいうことが多い。厳密なルールはなく、「そわそわする」のように患者の言葉をそのまま書く医師もいれば、英語の症候名の直訳のような医学用語で書かねばならないとする医師もいる。

◆診断を推定する段で、患者さんの問題点を列挙してその問題点ごとに可能性の高い病名を考えれば、各問題点に共通する病名が絞られてそれが最も考えやすい診断名(答え)となる。臨床医はしばしばこの導き方を使っている。

◆薬の服用方法としての「頓用」とは、患者自身が症状の悪化を感じた時に患者の意思とタイミングで服用する方法である。もちろん薬剤は医師が処方するからそれは医師の指示であるが、実際に服用するかは患者次第なところがある。

◆パニック障害のメカニズムは、脳の橋という部位にある青斑核という神経の制御異常といわれていて、脳の特定の領域の「誤作動」と捉えられる。ストレスや精神疾患、極度の不安などが発作の引き金になることはあるものの「身体の病気」という扱いが適切だと思う。

Episode6

Rockin' Life

自由を
求めるのに
理由は
いらない

その日の朝、私たちは彼のベッドサイドに回診に向かった。彼というのは当然患者で、若い男性である。職業は……よくわからない。

彼のベッドは、四人部屋の奥の右手だった。奥側ということは窓際ということであり、窓の大きなカーテンは開けっぱなしで朝陽がさしていた。彼は、かけ布団はせずにだらんと体を虚脱させ、上体は起こしているが足は大の字にして伸ばしていた。浅黒い肌で、髪は耳が隠れるほどに長く、黒のタンクトップにアイボリーの麻の生地のハーフパンツを穿いていた。細身だが、とても筋肉質であり贅肉らしいものがない。

だらんとしているのは、彼の怠惰や無礼ではない。そういう症状なのだ。態度が悪いのではなくむしろ言葉遣いは丁寧で、力が入らない中、かろうじて見せてくれた所作は礼儀正しい。昨夜救急車で搬送され、その場で入院となったこの若者は、こうして翌朝私たちに引き継がれたというわけだ。主訴は脱力である。救急受診の際の検査や診察の結果、低カリウム性のミオパチー(筋症)であると診断された。ただその原因が不明なので内科でみてくれとの申し送りである。

(原因も何も……)と私はすぐに思った。すでに低カリウム血症の原因となりそうなことについては、実は現場では察しがついていた。彼は彼の「旅」の途中で、なんだかよくわからない漢方薬をしょっちゅう飲んでいたそうだ。中国などで入手していたらしい。

ちなみに救急外来での初回の血中のカリウム値は1・6mEq/Lだった。ここまで低く、かつミオパチーとなり脱力をきたすほどであるなら、「原因が不明」というと臨床医としては語弊がある。これほど高度な低カリウムとなるのは『外因性』のことがほとんどだからだ。

たとえば比較的長期間の低栄養状態が続いたときなどに、その状態に著しく見合わないような栄養や水分が一気に補充された場合がそうである。これはカリウムの細胞内シフトといって、急速に低カリウム血症とならしめる要因の一つである。ただこの青年にはそのような経緯や背景は全くない。

しかし、彼には漢方薬の使用がある。多くの漢方薬には甘草《かんぞう》という成分が含まれている。甘草は、アルドステロンと似たような作用をする。アルドステロンはホルモンの一種であり、本来は生体から分泌される内因性ホルモンである。甘草はいわば、機能としては「外因性アルドステロン」である。よって甘草を含む漢方薬を常習的に飲むことで外からせっせとアルドステロンが投与される形となり、アルドステロン作用を生体内で増強させる。結果的にカリウム排泄が異常に促進されてしまい、低カリウム血症となってしまうのである。彼は中国で本場の漢方薬を手に入れて飲んでいたらしい。実際「本場の漢方」というものがどういうものか知っていたわけではないが、何やら本場中国の漢方薬は濃そうだなと思った。低カリウム血症の原因？　……これしかないだろ、と思った。

彼は、長い旅をしていたらしい。私はそういうものに疎いが、モロッコ、スペイン、南フランス、シチリア島、ヨルダン、インド、中国……疎いというかあまりその辺は深入りして問診しなかった。私にとってそこはどうでもよかったのかもしれない。ただ、彼の何ともいえない自由な感じは私は好きだった。彼の同世代からしたら、彼の生き方をどう思うだろうか。会社勤め、家庭持ちあたりからしたら常識はずれな生き方だろう。

◆　◆　◆

「先生、あの低カリウムの患者さん、よくなったみたいなんで退院させてもいいですか？」

と言ってきたのは、担当している研修医だ。そりゃそうだ。よくなるに決まっている。当然、件の漢方薬もやめてもらっている。カリウムの排泄が亢進してしまう要因を減らし、そしてカリウム自体も薬剤で補充をしているわけだから。

「脱力は治った？」

「治りました。もう歩いて下のコンビニまで普通に行ってます」

「もうあんまり変な漢方、飲まないでねって言っておいて」

わかりましたと軽く言い残し、大したディスカッションもせず、颯爽とその研修医は踵を返した。夏の終わりの頃だった。そうか、あの青年は春から夏にかけて旅をしていたんだなと思った。青年はほどなく退院した。

◆　◆　◆

あれから二ヶ月後。日によってはしっかりとした上着を着なくてはいけないくらい冷える日も多くなってきたある日、周りがお昼休憩に入ろうとしていた矢先に、私にとって驚くべき知らせが入ってきた。何とあの旅人青年がまた入院するというのだ。まさかとは思ったがまたしても低カリウム血症ということらしい。

「また漢方ですかね？」

と、たまたま隣に前回担当していた研修医がいたのでそう訊かれた。

「いや、さっき聞いたところによると漢方じゃないらしい」

そう答えながら、内心は漢方を飲んだはずだと思っていた。

（もし漢方じゃないとしたら）と無意識に考え始めてしまったことにすぐ気づいて、その先を考えるのを意識的にやめた。

「後で一緒に診に行こう」

私は一旦外来に寄り、後で病棟で研修医と待ち合わせることにした。

◆　◆　◆

「すいません」

青年は、さすがに気まずそうにちょっとだけ白い歯を見せた。

「なんでですかね」

「なんででしょうね」

このやり取りにその場はどっと大きな笑いに包まれた。ここでいう「なんで」というのは入院した理由のことではない。入院した理由は、さっきカルテを軽くレビューした限りでは、筋痛と軽い脱力とやはり顕著な低カリウム血症だった。今回は1・9mEq／L。前回退院時ではもう3・9mEq／Lに戻っていたので、また新たに低カリウムとなる事情が発生したのだろうと思われた。「なんで」というのは、なんで低カリウムになったか、だ。

「聞いちゃうんですが、今回は漢方は？」

研修医が口火を切った。

「飲んでないんです」

このやり取り。時間にしてわずか十秒ほどの会話の、青年の表情と声に自分の臨床医としての最大限の全神経を注いだ。ただ、これはもう無意識である。臨床医という職業は、これをほぼ無意識にやっている。

◆　◆　◆

「どうでしょうか、先生」

と病室から数メートル離れたくらいのタイミングで、研修医は歩きながら私に話しかけた。

「わかんないなあ」

つい本音を言ってしまった。本当によくわからなかった。今回もかなり顕性の低カリウムである。病棟のスタッフの詰め所に戻り、外来で診察して入院を決めた医師のカルテをあらためて見てみた。原発性アルドステロン症など他の内因性疾患の検討も必要か、という記載を私は黙読した。その内容に、即座に心の中で反駁した。

「ＰＡ（原発性アルドステロン症）ごときで、脱力をきたすほどのこんな低カリになるわけないんだよ」

と、私がつぶやくように言うと研修医は、へぇと声に出したか出さないかくらいの返答だけして、その場を辞する準備を始めた。次の用事があるらしい。

あの青年は、嘘をついているのか。

「もうちょっと病歴を聴いてみようよ」

ひとまずは研修医にそういうほかなかった。ただ、きっと何かあるはずだ。

◆　◆　◆

翌朝、研修医が訝しそうに私に話しかけてきた。

「先生、あの低カリウムの患者さんなんですが、昨日の夜にいろいろお話を聞けたんですよ。特に何もないんですけど……僕はよくわかりませんが怪しいものを食べてるみたいです」

なんだかこの風景はミステリー小説で読んだことがあるなと思った。新米刑事が、主人公的な先輩刑事に聞き込み成果を報告しているシーンだ。それはともかく、私は即座にそれは漢方じゃないのかと彼に聞き返した。

「いや。漢方じゃないんです。実物もスマホの写真で見せてもらいましたが、『ＲＯＣＫ』とかいう食べ物らしいんですが、先生知ってます？」

「ロック？　すごい名前だな。彼、そっちなのか？　キメてんのか？」

「いや、なんか……お菓子？　甘いらしいです」

「海外のやつか」

「そうみたいです。ヨーロッパ？とかでは有名らしくて。南イタリアを回った時に出会ってそれ以来ハマっているそうです」

「ちょっと、画像を見せてよ」

研修医は、お安い御用と言わんばかりにサッと取り出したスマートフォンで、私にその『ＲＯＣＫ』とかいう食べ物の包装の写真を見せてくれた。

それをみて私は今回の事の次第が瞬間的にわかった。同時に思わず周りを憚らず叫んでしまった。

「これじゃん！」

画像では包装に『ＲＯＣＫ』と確かに書いてあるが、『Liquorice ROCK』と書いてあった。ロックが何かは知らないが、これは「リコリス」である。要するにリコリスを常習的に摂取していたということだった。患者本人（と研修医）は、「リコリス」を摂っているという意識がなかったのだ。

私はリコリスが何かを元々知っていた。リコリスは西洋ハーブの一つで、スペインカンゾウのことである。漢方薬で使われる甘草とは完全な一致ではないが、要は甘草の一種である。健康のために摂取されることが多く、風邪や消化不良といった症状にヨーロッパなどでは一般的に出回っている。決してアンダーグラウンドな、日本でいういわゆる危険ドラッグではない。

甘草。つまり今回も甘草によるアルドステロン作用による低カリウム血症だったのである。診断名は偽性アルドステロン症。内因性疾患が実はあってそれが再発したのでは？という仮説は崩れたことになる。今回も、種類は違えど甘草摂取による、つまり外因子が関与する病態生理であった。患者は前回同様すぐに回復して数日で退院となった。

◆　◆　◆

今回が前回と違ったのは、退院後に患者をフォローアップ外来に回したことだった。つまり、治癒・終了ではなくカリウムや筋症のフォローを通院で行うというのだ。これは、同僚の内科医の発案だった。彼はそもそもこの患者の二回目のエピソードの際に、外来であの青年を診察していた。そう、二回目の入院となるその日のカルテに「原発性アルドステロン症など他の内因性疾患の検討も必要か」と書いたあの医師だ。

彼の考えや診療方針は、私のそれと日頃からよく拮抗する。今回の入院中の診療カンファレンスでも、甘草の要素は少ないのではないかと彼は意見していた。ただ、彼には申し訳ないが二回目の入院では、血漿中のレニン・アルドステロンは十分抑制されていたという検査結果を得ている。リコリスによるアルドステロン作用により、内因性のレニン・アルドステロンは抑制されていたというわけだ。低カリウム血症があるというだけで、原発性アルドステロン症をルーティンで疑うというのは推論が偏り過ぎている。原発性アルドステロン症における低カリウムは軽度であることが多く、ましてや急に顕性のミオパチーとなって脱力で臨時受診するなどということはない。

退院して約一ヶ月後、最初の外来日。この日の血中カリウム値は3・7mEq／L。やや低い。ただ、偽性アルドステロン症における臨床症状や低カリウムは、原因薬中止後も数週から一、二ヶ月は遷延することが知られている。何のことはない、彼の経過は偽性アルドステロン症の臨床経過として特に矛盾しないものだった。

◆　◆　◆

この青年のその後の経過を知ったのは、さらに一ヶ月くらい経った後の、内科の外来レビューカンファレンスの時だった。このカンファレンスは、外来患者のうち、難しい症例や問題症例、ちょっと気になる症例を持ち寄る診療会議である。あの旅人青年の症例がこのカンファレンスに出て来たとき、正直、「まだ診てたんだ」という感想だった。議論の争点は、軽度ではあるがまだ低カリウム血症が続いているので、原発性アルドステロン症の精査に進んでみてもよいかというものだった。

この会議は毎回ちょっと長いので、私は飽きてしまうことが多く、その日もうつらうつらしていた。この部屋は冬の間暖房が効き過ぎるのが難点で、私は議論に集中できていなかった。いや、それは言い訳だった。私はとてもイライラしていた。

ある病的な状態を生理学的な目でみるとき、その病態生理が、何によって起きているか未だわかっていない時のことを考える。要因をどのように分類するかについて、ある「システム」ごとに分類するのが普通だろう。例えば、免疫系、内分泌系、神経系、といった具合だ。疾患ごと・臨床医学上の診療科領域ごと、などもっと細かく分けて病態生理を整理することもある。分類法は、有機的であることと、『引き出し』が多ければ多いほどいい。

この点、未知の病態を推測するとき「外因」「内因」と分けるのは有用だと思われる。外傷と内因性疾患では、生体の反応が違う。この違いは、感覚としては「自然と不自然」の差とも似る。内科疾患では、過去の知見や先人たちの臨床知によって疾患単位として独立できるほどまでに均一になっている（だから教科書というものが存在する）。よってそれなりに均一で平均的な臨床経過というものがある。

しかし、例えば外傷というのは、その外傷を及ぼしたもの（相手）や外傷が成立した機転は極めてさまざまであり通常偶然性は強く、内科疾患の均一性に比べたら随分多様性がある。すなわち、内因性疾患の理解を軸にすれば、外傷後の生体の変化や反応というのは非常に不自然なものとなる。この不自然さを、推測の手がかりにするというわけである。例えば、神経疾患としての内因性の脳炎・脳症かと思っていたら、典型的な経過と合わず不自然さを感じていたところ、実はフェンサイクリジン中毒だった、などである。

偽性アルドステロン症の病態生理

さて、今回のエピソードでテーマとなっているのは「アルドステロン症」である。中でも、薬剤性アルドステロン症ともいうべき「偽性アルドステロン症」が焦点となっている。この病態は漢方薬に含まれることの多い「甘草」が原因となっていることは、エピソードの中でも述べられている。甘草の成分であるグリチルリチン酸の過剰摂取により発症するとされている。一般にアルドステロン作用は、鉱質コルチコイド受容体を介してそれに対応する基質が結合して作用が発現する。結合できるものは、コルチゾールとアルドステロンである。

ところで血中のコルチゾールとアルドステロンは、圧倒的にコルチゾールの方が量的に多く存在する。それなのになぜコルチゾールが結合せずに、相対的にアルドステロンだけが結合して、生体内でアルドステロン作用がうまく調節されているのか。それは、コルチゾールが鉱質コルチコイド受容体に結合する前に、11β—水酸化ステロイド脱水素酵素（11β—HSD：11β-hydroxysteroid dehydrogenase）によって、コルチゾールがコルチゾンという不活化されたステロイドホルモンにすぐに変換されているからである。つまり、11β—HSDは鉱質コルチコイド受容体に対するアルドステロンの選択性を決定しているのである。これが鉱質コルチコイド受容体のアルドステロン結合特異性の本態であり、アルドステロンの作用機序・正常生理である。

グリチルリチン酸（とその誘導体であるカルベノキソロン）は11β—HSDを阻害する作用がある。よって、偽性アルドステロン症すなわちグリチルリチン酸過剰状態では、コルチゾールのコルチゾンへの変換を阻害し、コルチゾールが過剰に鉱質コルチコイド受容体に結合してしまい、結果的にアルドステロン過剰状態が作られてしまうのである。これが偽性アルドステロン症の病態生理である。

漢方薬の普及と課題

さて、一般にはまだよく理解されていないのが、偽性アルドステロン症の発症リスク因子である。日本語の文献に限って、漢方薬（甘草）と偽性アルドステロン症の関連性を調べてみても、ほとんどが一例報告か数例のケース・シリーズである。ただ、それらの共通項は、「過剰摂取」の他には、年齢（高齢）、利尿薬使用（サイアザイドかループ利尿薬）、腎機能低下、などのようである。「女性」を指摘するものもある。これらの他には、私見になるが、ポリファーマシー（多剤使用）、複数の医療機関への通院、といった社会的要因も関係してくるように思う。

また最近では漢方医だけでなく、内科や整形外科、泌尿器科や婦人科などの医師も、患者のクオリティ・オブ・ライフ（生活の質）や慢性症状の改善・緩和のために漢方薬を処方するようになった。こうした背景も注意に値すると思われる。

ただ、漢方薬を内服する者全員が偽性アルドステロン症を発症するようにも思えない。この点については未解明の部分があるはずである。もう推測というより邪推になるが、鉱質コルチコイド受容体タンパクの遺伝子変異などが関与するのかもしれない。変異により、受容体結合の特異性の違い、あるいは親和性の強弱などにおいて、（偽性アルドステロン症としての）疾患感受性につながる臨床的差異が生まれているとも考えられる。

偽性vs原発性

今回は、著しい低カリウム血症によって脱力を伴う筋症を呈した若年男性の症例が呈示された。その中では、原発性アルドステロン症といった内因性疾患も検討されつつも、やはり急に顕著な低カリウム血症を呈したということで、当初から偽性アルドステロン症をはじめとする『外因説』が唱えられていた。

原発性アルドステロン症は、高血圧症の患者の中に一定数紛れているということで、内科医やプライマリケア医にとっては有名な疾患である。その発見のための手がかりとして、若年性や難治性の高血圧症、低カリウム血症などが知られている。新規の高血圧症の治療導入時に、血中レニン・アルドステロンの測定をルーティンとしている医師もいるくらいである。ただ、様々な発見契機があるとしても「脱力」が診断契機となることはほとんどない。なぜなら、原発性アルドステロン症の低カリウム血症はあったとしてもマイルドであることがほとんどだからだ。

つまり本エピソードの経過と、原発性アルドステロン症の診断までの経緯・経過は、はっきり異なるのである。この点を強固な軸としていたために、二回目の入院エピソードの際に、「漢方薬を飲んでいないのに」という情報に対して、それに惑わされることなく病歴聴取にこだわることができた。それにより、リコリスという西洋ハーブの過剰摂取に行き着いたのである。患者はそれを隠す意図はなかったようだが、隠れてリコリスを食べており、少し「仮病」の様相があった。不自然な経過というのはいつでも「仮病」を考慮せねばならない。

漢方薬以外にも……

漢方薬と銘打ったものでなくても、S・M散、つくしA・M散、KM散、FK散といった俗にいう健胃薬にも少量ながら甘草が含まれている。もちろん常用量では問題とはならないが（それは漢方薬も一緒）、腎機能低下・脱水・利尿薬使用・高齢などの条件が合わされば、偽性アルドステロン症が引き起こされるかもしれない。「漢方薬」として出回っている薬剤以外のものも注意である。

個人的にはS・M散で偽性アルドステロン症の経験がある。病像・ラボデータでは偽性アルドステロン症を示唆していたのだが、どうしてもそれを引き起こす「摂取」歴が取れなかった。副腎腫瘍はなく、特発性あるいは遺伝子関連の原発性アルドステロン症まで疑うなどしていた。しかし、ずっと昔の担当医が処方し、引き継いだ私も以後ずっと同じ処方し続けていたS・M散という薬剤の中に、甘草が含まれていることを後から知った。

それに気づいたときは仮病を見破ったような気持ちになったが、逆に言えば長い間騙されていたということである。私の懺悔症例である。

エピソードの終盤で、本場中国で入手した漢方薬、そしてリコリスの過剰摂取による偽性アルドステロン症とされたこれら二回の低カリウム血症性筋症による入院の後、内科外来で原発性アルドステロン症の精査が行われようとしているくだりがある。その精査をしようとしていた医師の考えとは裏腹に、明瞭な「外因」があるのに、なぜ精査の必要があるのだと反発する「私」の思いも述べられている。そしてエピソード前半の叙述はそこで途切れている。

もし、この患者が偽性アルドステロン症ではなかったとしたら。いや例えばこれがディベートゲームだとして、もし「偽性アルドステロン症否定派」の側だったとしたら、肯定派にどう反論するだろうか。

私なら、この患者は偽性アルドステロン症の発症リスク因子をほぼ満たさないと展開する。若年男性であって、高齢ではなく、また利尿薬使用も腎機能低下もない。中国で入手したという漢方も、その中に甘草が入っていたとは限らないし、リコリスも適量を服用していた。そもそも、いくら甘草を摂取していたとしても、偽性アルドステロン症を発症するとは限らない。多くの漢方薬使用者が全員偽性アルドステロン症にはならないではないか、何か別の要因が重なっているはず、と。

さあこの後、一体どういうオチが待っているであろうか。

エピローグ

カンファレンスでは、原発性アルドステロン症の精査に異を唱える者はいなかった。このように、「念のため調べる」ことがとかく日本では何の疑問もなく進められていく。なぜその検査が必要なのか、本当に必要なのかなどと訊いたり、検査のコスト意識を持っていたりする患者は少ない。いや、医師にも少ない。

「例の低カリウムの患者ですが」

と切り出したのは、あのカンファレンスからさらに一ヶ月くらい経った後の外来レビューカンファレンスの時だった。

「右の副腎に径二センチの腫瘍が見つかりました」

とその医師はスクリーンにCT画像を提示して、プレゼンをしていた。

そこまでした経緯として、レニンとアルドステロンを測定したみたところ、アルドステロン109pg／mL、レニン活性0・4ng／mL／hrであり、アルドステロン・レニン比は272と200を超えていたから、ということだったらしい。

アルドステロンが120を超えていないではないか、というオーディエンスのツッコミに

先んじるように、

「アルドステロンはやや低いですが、この患者は以前、偽性アルドステロン症と診断されており、外因によるアルドステロン作用のために、内因アルドステロンが長い間抑制されていた経緯があったためと思われます」

と続けた。

この陳述に会場の医師たちは膝を打っていたようだった。ただ、私には信じられなかった。原発性アルドステロン症の好発年齢は、若年とはいえ四十歳以降である。原発性アルドステロン症の患者が偽性アルドステロン症を発症したというのか？　ホルモン検査は「水《みず》物《もの》」であり、不確かなまま画像検査に進んだことに少し憤りを感じていた。やりすぎではないかと。

◆　◆　◆

その後は青年の外来検査はあれよあれよと進んでいき、内分泌専門医と連携しながら、いよいよ確定検査である副腎静脈サンプリングに至っていた。彼は検査のために、実に三度目となる入院をすることになった。

私は彼の受け持ちにはならなかったが、入院中に病棟で行き合った。彼は私を見つけて、やはりあの時のように白い歯を見せて苦笑いした。

「なんか、病気だったみたいです」

と言う彼に「そうみたいだね」と答えながら、私は別の話をしてみた。

「また旅に出るの？」

「わからないです」

「そうなんだ」

そう言いつつ、きっとまた行くんだろうなと思った。そういう目をしていた。

◆　◆　◆

副腎静脈サンプリングの結果、アルドステロン産生副腎腫瘍による原発性アルドステロン症と確定診断された。治療・マネジメントとしては、腫瘍が大きくないということと、低カリウム血症を認めなくなっていたということで、まず外科的な腫瘍切除は見送られた。抗アルドステロン薬を服用しつつ、内科的な管理が継続されることになったそうだ。

これ以後、患者は内分泌科の医師に診療が引き継がれた。あの生真面目な先生ではきっとダメだなと私は密かに思った。あの先生には、あの青年は自由すぎる。あの青年には、あの先生は真面目すぎる。

——案の定。こう言ってはいけないのかもしれないが、青年は通院しなくなった。いわゆる外来治療の自己中断である。あの青年が定期的に病院に通い、薬を飲むわけがないと思っていた。

医師の誠実さというのは尊いが、診療が患者に届かなければ失敗である。逆に、診療の中断を防ぎ、多少いい加減でも患者に医療が継続的に提供されていれば成功である。いや、失敗や成功で物事を判定しようとすることの方が間違っているのかもしれない。

私は彼のようなロックな生き方が羨ましい。医学的には、我々は彼の「脱力を繰り返した原因」は特定できた。ある意味で〈仮病〉を暴いたわけである。でもそれが彼の何を規定できたのだろうか。もし私がもう一度彼とゆっくり話ができるのなら、診断されてどう思ったか訊いてみたい。なぜ外来に来なくなったのかではなくて、病気があると診断されてどう思ったか訊いてみたい。

そして一番訊いてみたいのは、なぜリコリス、あるいはそれこそ漢方薬のようなものを摂るようにしていたのかである。彼がどんな回答をするか読めないからだ。表情や所作、言動からその人のことが透けて見えることもあるが、見えない人もいる。あの青年のことは、正直あまり見通せなかった。彼の回答によっては、未来の別の患者の〈仮病〉を見抜くスキルにつながるかもしれないという色気もある。かっこよく言えば職業上の向学心である。

臨床医は、病気を持つ者の人生や人生観に触れられる、相変わらず奇異な職業だなとあらためて思った。

◆カリウムの役割は、筋肉の収縮、神経伝達、体液の浸透圧調整などがある。健常人なら食事での影響はほぼ受けず、生体の生理が厳密に数値を制御している。重度のカリウム低下になると、手足の麻痺や筋肉痙攣、呼吸筋の麻痺、不整脈などに至る。

◆フェンサイクリジンとは米国で昔使用されていた麻酔薬だが、覚醒時の幻覚や暴力性といった副作用が問題となったため使われなくなっていた。今でも幻覚剤・危険ドラッグとして流通することがあり、中毒者は眼振や痙攣が生じうる。

◆ポリファーマシーとは、高齢化社会(健康寿命の延長)に伴って生じている最近の問題であり、必要以上に多く薬剤が処方されている状態のことをいう。

◆原発性というのは疾患の性質を示す、病名の接頭語のようなもので、英語のprimaryの訳である。「一次性」の意に近く、別の疾患から二次的に続発したのではなく原因不明に生じた、という意味を添える。

◆病院などで行われる検査は、実施すればするほど診療上有益な情報を得ることができるという考えが一見成り立ちそうである。しかし医療情報とは複雑で、情報があればあるほどノイズも増え、現場に大なり小なり混乱を生じさせうる。

Episode7

思春期の前提

悪役が主役の
舞台では
誰を倒せば
いいんだろうか

父親は明らかに結論を欲しがっていた。平静を装ってはいるが、三パーセントくらい苛立っている。

◆◆◆

最近の病院の診察室は、基本的に機密性が保持された構造になっている。『中待合』なんて言葉は、おそらく若い医療従事者や病院職員は知りもしないだろう。二〇〇五年四月に個人情報保護法が施行され、医療現場も少なからずその影響を受けたのだ。当時私は研修の真っ最中で、月が変わると、突如病室前に掲げてあった患者の名札が取り下げられたのをよく覚えている。今まで当たり前のようにあったものがなくなったときのあの戸惑いである。病室に入る前に、廊下でベッド位置と氏名を一致させていたあの光景は今はもうない。外来診療もそうした余波を受け、進んだ病院になると名前ではなく、患者を番号化して呼び出ししている。それに合わせるように構造的にも外来診察室の個室化が進んだ。

ところで個室というのは、その中にいる人の「地」が出る。よほど文字通り、人と分け隔てなく接するような人を除けば、大抵の人はプライベートスペースとパブリックスペースとで態度を使い分ける。ある人と構造上物理的に個室内に同席していると、元々私的な関係でなくても急にプライベート化が進む。すると相対的にパブリック性が低下し、感情が出てくる。そうした主観感情は、診療では役立つことが多い。自分の症状について思うところをありのまま聞けるからだ。だから外来診療などでは個室が一律に良いとされてしまい、それは教条的に語られている向きもある。

　ありのまま。私としてはありのままとはなんだろうと思う。

◆　◆　◆

「それでは先生、この子の熱の原因はわからないっていうことでしょうか」

　実はさっきから同じ説明を私はこの三人に繰り返している。この十六歳の女性の患者さんの熱の原因は、普通の考えで言えば「病気らしい病気はない」という言い方になる。「病気はない」といっても熱が出ていることは事実で、そのこと自体を抱える辛さはあるだろうが、一般の方に「病気がない」と言うと「もう大丈夫」と言われたように思ってしまい、そこで事を閉じようとする。閉じようとしても、この場合、熱があるという事実があったままで、それは閉じ切りようがないわけだからそこに摩擦が生じる。

「病気がないっていうことは、心の病気だということでしょうか。この子はもう心療内科にはこの前かかっています」

　そこで私はあえて、そう言うお父さんではなく、患者であるその子に目をやると、うなずきながら「心療内科にかかっても――特に何も変わらなかったです」と淡々と言った。最後は母親の方に顔をやっていた。

この高校一年生の女の子は、中学三年生の終わりから熱が出るようになった。父親は弁護士、母親も勤め人で最近銀行を辞め、ベンチャー企業に就職して多忙にしている。彼女は小学校のときはいわゆる優秀な子で、言われなくても読書をするし、運動もできた。中学受験をして成功。難関の中高一貫の女子校に入学した。

入学後は、受験の反動なのか、全然勉強をしなくなったという。一番の関心事は学園祭。部活は演劇部に入部して、それにはまってしまったというのである。この「好き」が高じて、なんととある芸能事務所の舞台俳優のオーディションを受けて、合格してしまった。親も見守る形でこれを応援していた。昔から今も親を困らせるような子ではないという。友人関係は、最近はだんだんその事務所の俳優仲間というのが多くなっていたらしい。

彼女は現在高校一年の終わり。春から高校二年生ということであるが、今回のその熱というのはこうした、彼女なりに充実したときに出るようになっていたということになる。彼女は過去に、医者から「ストレスはないか」という質問をたびたび受けていたらしいが、こういう背景があるので彼女としては全くピンとこないそうだ。ストレスなんてない。

熱は、出るときは一週間くらい39から40度の熱が毎日出た。朝、熱がなくて学校に行けても、お昼か午後の授業くらいから高熱が出てしまい、保健室に行くというパターンになっていた。最初は保健室の教諭も彼女に明らかな体熱感があることで、その熱に大いに怯えてしまっていた。一度は救急要請したこともあったという。そのときは、いつもの電子体温計がエラー表示となってしまい、水銀のものを探して測定し直したところ41・5度だった。さすがに養護教諭が狼狽して、一一九番したというものだった。その際、近くの総合病院に搬送されてそのまま入院しているが、その入院中の診療情報提供書も私の手元にあり、それもすでに読んでいた。

なぜこういう言い方をすると、このような患者さんの紹介状や資料の内容というのは、まさに判で押したように同じようなパターンになる。

熱が出たり引っ込んだり、熱が出るときは40度とかの高熱で、ただしそうしたときに検査をしても全て正常。熱が高いときに、総合病院に入院して濃厚な精査をしても異常なし。熱が下がって退院すると、またやがて高熱が出て困ってしまい、また別の病院へ紹介受診する。

こうしたプロセスの中に、大学病院クラスの総合病院も最低一回、場合によっては複数受診し、その都度それなりの精密精査がなされる。小児科領域で発熱といえば普通感染症だから、高度医療機関などに行くと不明熱は感染症科に回されることが多い。そこでは通常、ブルセラ症やコクシエラ症など一般細菌ではない病原体が検索されたり、とことん結核症の検査がされたりする。

診断がつかないと、次は血液疾患か免疫疾患を考え出すというのが通例だ。そして骨髄穿刺が実施される。これがまた痛く、子どもにまあまあな心的外傷を及ぼす。というかそもそもこのケースは血液疾患はあり得ない。

免疫疾患に関しては、原発性の免疫不全だとか自己炎症性疾患などを考え始める。そうした流れもあって、また小児科といえば遺伝子が関連する疾病も多いということもあって、臨床的に大して疑わしくなくても困った担当医が遺伝子検査に頼り始めるのである。その程度のモチベーションによる検査だから、つまり遺伝子検査に際して目的が希薄だから、検査結果が陰性であっても、特に何も現場にアクション変化を及ぼさない。

一番可哀想なのは、なまじある種の遺伝子変異が認められてしまったときである。ごく易しい一般臨床遺伝学に少しでも素養があるなら常識なのだが、「変異がある・イコール・それに関連する遺伝子疾患である」とはいえない。恥ずかしいことであるが、医師ですら遺伝子検査結果に引っ張られてしまう。いわんや患者やその家族をや、である。遺伝子の異常。これが患者やその親にとってある種の十字架となる。その十字架を取り去りたいから、また次の医療機関へ奔走する。

結果として、それらの履歴を全て切り取った「紹介状」がさながら裁判資料のように膨大な量となる。そしてまた、述べたように判で押したような内容の診療情報提供書が出来上がる。これがいつものパターンだ。

このようなパターンで重要なのは、熱があるときの情報である。こうした患者さんの共通点はとにかく炎症がないことである。具体的には血液検査でＣＲＰが陰性である。いつ測っても陰性なのである。

あまりの高熱とそれに見合わない全身状態の良好性。つまり高熱でもまあまあ元気。そして検査では、炎症反応をはじめとした客観異常がない。こういう状況を満たすものが既存の医療にはない。ここから先はこだわると哲学的な話になる。「疾患」というものの定義の話になるからだ。

◆◆◆

私はいつも、この種の状況の患者さんと直面するとき、ふと引き気味のスタンスでものを見てしまう癖がある。これまで、大学病院クラスの総合病院でもれなく濃厚な精密検査を受け、そして自分を上回る能力を持った医師によって深く分析されてきたにも関わらず、解決していないわけである。なので今さら私ごときが急に斬新な発想で解決できるはずがない。

「ねえねえ、ちょっと聞きたいんだけど。熱のさ、原因って気になる？」

これをこの子に聞いたときの父親の私に対する視線はこの際無視だ。困ってるに決まってるじゃないか、という強い視線に私は目も呉れなかった。

私の流儀は、それぞれの人が、何についてどのようにどれくらい困っているかを問うことだ。これを最初に行い、整理する。

彼女は私の質問にやや戸惑っているのか言葉が出なかったので、私からすぐに口火を切って続けた。

「原因って、そりゃみんな親もお医者さんたちもみーんな探してるから気になるとは思うけど、仮にね、この熱が、出ちゃいはするけどほっといても大丈夫なものだって言われたらどう？　もし」

「んー大丈夫かも」

「原因はわかんなくても大丈夫……だよね？」

「はい。対処法がわかれば」

このとき、母親と父親は同時に表情が瞬間的に変わったが、その表情は両者明暗を分けた。母親は悟ったように声を出した。表情は「明」の方だ。

「ですよね！　私もそう思ってました。診断なんかわかんなくても、対処法がわかれば。そんな風に言ってくれたのって先生が初めてです」

「お医者さんって、診断診断ってばっか言いますしね。あと、診断がつかないから治療はできませんって言いません？　お医者さんって」

「言いますね」

答えたのは母親だったが、これには患者当人も顎を引いた。母親は「原因って、別にないんじゃないですか？」とまで言い、笑ってみせた。「私としては診断名をもらうのではなく治療をして欲しい」とも言ってきた。今まではこんなことも言えない関係性だったのだ、この親子と医者は。

少しの間、蚊帳の外にいてもらった父親に少し目をやると、やはり納得できなさそうだった。この親子は診察室を出ていった後、どんな会話をするのだろうか。そして自宅にそれぞれが戻った後、どんな話をするのだろうか。父親の不服そうな、声のない不満が聞こえてくる。

◆　◆　◆

患者の診察室での顔と、診察室の外での顔。それが違うということは臨床医には織り込み済みだと放言したいところだが、どれくらい違うのかはおそらく医者の想像を絶する。これはきっと、どう想像しても推定の域を出ない。想像の外というものが、患者という生き物にはあるはずだ。それくらい人間というのは裏表の顔が違う。

そもそも自分のことを思い返して欲しい。例えば親や学校の先生に対して、どれくらいありのままだったか。もちろん幼稚園やそこらでは、自分の時間や世界などに機密性などは持ち合わせていなかったであろうが、小学生になって自分で遊びに行くようになってからは、自分や友人しか知らない、子どもだけのあるいは自分だけの世界が誰しもあったと思う。それが中学・高校の学年になれば、なおさらである。

彼女は今回の診察で、トータルでみればあまり量的には多く語らなかった。母親に言えないこと、父親に言えないこと、学校の先生に言えないこと、学校の友人に言えないこと、事務所仲間に言えないこと、医者に言えないこと。そして、それと同じくらい「言えること」もある。だんだん内容が歪んできて事実ではないことを言うことだってある。こうしたことが複雑に、非合理に絡み合うというのが思春期だ。頭ではわかっていても大人には、大人であるがゆえに思春期の子のことがわからない。

思春期年齢の子の気持ちは、大人にはわからない。この物言いは理屈がおかしい。大人の知らないところで異性に関する情感や行為が発展していく時期なのだから、思春期の子のことは大人にはわからないというのが前提なのである。

賢明な読者へ

今回のエピソードはこういうことである。不明熱に対して、精査を繰り返し尽くしても病名がつかず「私」のところへ流れ着いた高校生。しかし、その時点でやはり検査はし尽くされており、その内容に瑕疵や漏れはないし、分析やプランに大きな誤りはない。ただ患者（今回の場合、特に患者の父親）としては、それは到底受け入れることができない。症状があるのだから。

一方でエピソードの中の私も「診断名」はないが、症状がないとは言っていない。むしろ症状があって、それが大なり小なり本人の困りごとになっていることは認識している。そこで私は問うてみたわけである。「診断がつかなくて困っているのは誰だ」と。

画一的プロセスが生み出すもの

医師は、学生・臨床研修の段階で「評価→診断確定→評価→治療プラン決定」の一連のプロセスを叩き込まれる。トレーニングというのはいわゆる大病院で行われることが多いが、大病院ではその使命（研究や高度医療）もあり、診断確定に関しては厳密、治療プラン決定に関しては慎重、という態度をとりがちである。というか、科学というものがそうなのである。そうしたフレームで進めていくことは世の中の絶対とはいえないのに、科学とは厳密で客観的であって素晴らしいという「教条」が、研修を通して知らず知らずのうちに教えられてしまっていく。実際の世の中は「評価→診断確定→評価→治療プラン決定」というプロセスのうち、評価自体が困難なことも多く、いつもこういう『正しい』手順で進められるとは限らない。

恐ろしい話であるが、研究や高度専門医療を行う医療機関に勤める医師の一部は、だんだんと「枠にはまるものだけが、扱う対象」と考えるようになってくる。この論過はどんな権威や専門家でも犯しうる。診断という枠・定義に入ってくるものだけを、臨床医学という科学の扱う対象としていたら、症状や検査異常があるのに定義を満たさない患者が路頭に迷う。

診断についてだけではない。例えば癌が確かにあるのに、原発臓器がわからないから治療ができない（とだけ言うことすらある）。これは、『彼ら』の教義ではそうかもしれないが、患者からすると知ったことではない。診断が確定されないという理由で何の対処もしてもらえないという辛さを、もっと汲みとらねばならない。

不審な熱

ところで、小児から思春期年齢の患者が不明熱であるときに、しばしば話題にのぼることがある。次に主なものを示す。

小児から思春期年齢の不明熱で話題になる病態

- ・心因性発熱
- ・詐熱
- ・虚偽性障害（ミュンヒハウゼン症候群、代理ミュンヒハウゼン症候群含む）

実はこれらの関係性については、他書で概要を記述したことがある（Fever、金原出版、二〇一五年、五四三頁：詐熱とミュンヒハウゼン症候群と心因性発熱）。以下の記述は、これを底としている。同書も合わせて参照されたい。どういうときにこのような病態を想起するかというと、患者の症状（この場合は熱、不明熱）が十分に検討されて、複数の医師が分析しても、いわゆる既成の診断に分類できないために、『不審な熱』にみえるようなときである。

こう思う機会というのは大抵、医師にとって想定外なことが起きた場合だ。例えば「40度を超える高熱が一週間も続いている。診察すると確かに体熱感もある。医師自身で体温測定もした。そのときに実施した血液検査でCRPが全くの陰性だった。これはかなりインパクトのある現実であり、激しく医師の想定外の事象だ。「ちょっと聞いたことがない。『不審な熱』だ」という調子である。あるいは「熱がある・下がらないという触れ込みで精査入院としたところ、全然熱が出なくなった。『不審な熱』だ」という場合などもそうだろう。

詐熱と心因性発熱の分け方

さて、不審な熱というのは不審だということはわかっても、その分類というのは慣れていないと難しい。医師であっても、「わけのわからないもの」を一律にわけのわからないものとして自身の守備範囲の外に置き、特にそれ以上分類すらしようとしないことがある。実際日常診療でも、たとえば身体表現性障害と心身症との区別が全くついていない医師は多いと思う。

不審な熱の分類

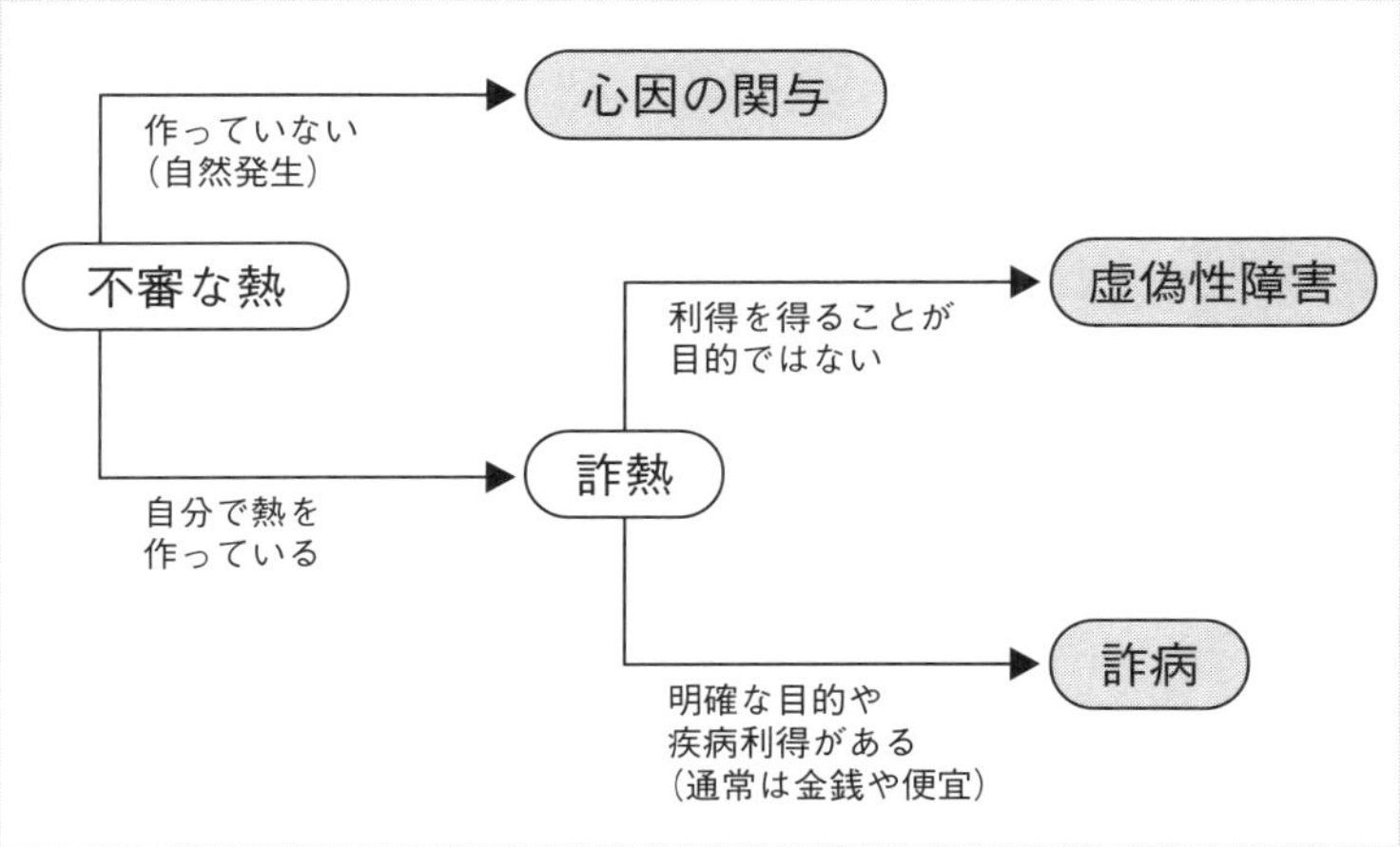

ここでいう不審な熱をもう少し区別するとしたら、その出発点は、その熱を意図的に作っているか、あるいは自然発生的に出てしまっているかである（図）。その先にある目的がどうであれ、とりあえず熱を作っているものを大きく捉えて「詐熱」と呼ぶ。ただ、詐熱の患者・イコール・みるからに悪人ではない。隠れて熱を作っている真面目な優等生の中学生の子だっているわけで、これも詐熱である。

心因というと、これこそ病気ではなく『うその熱』と捉えてしまわれる向きもあるが、実際には全く意図性はない。心因性発熱というのはそういう意味ではbiologicalな病態である。心因という言葉は極めて誤解されやすく、その誤解は患者・医師に分け隔てなく浸透している。心身症は心因が大いに関与する内科的な身体疾患である。声を大にして言う。こんな一行（傍線部）で言いあらわせることすらも、日常で一般的な医師たちに理解されていない。心身症は心の病気ではない。

心因性の診療では「ストレス」を診たてる必要があるが、通常の認識と違い、自身で自覚できないものがストレスであって、構造的に医師・患者間のすれ違いが前提となる診療となる。よって困難を極める。エピソードの記述からは、父親も患者当人もストレスというものにピンと来ていないことが読み取れるかと思う。

虚偽性障害が成立しやすいタイプ

前頁の図でこうした熱の分類を提示はしたが、実臨床ではそれぞれの判定が難しい。熱を意図的に作っているのか、作っているならその手法とその証明、疾病利得があるのかどうか、など実際には不確かで不安なままの状況で診療を進めていかねばならない。詐病というのは、「病」と名づいているが単なる不適切な行動のことである。病態生理や精神病理などとは程遠く、内科でも精神科でもない。

虚偽性障害に関しては、ここ・本書で語れるほど簡単なものではない。不適切な行為を及ぼす行為の障害であるが、その行動は症状であって、直接的な金銭などの利得を得るためのものではない。他病態との境界が難しいが、一応精神病理の上に成り立つ疾患概念である。

虚偽性障害は、素因などを底に葛藤が昇華されずそのことが行為自体の障害となり、実益としての利得を得るというものでなく、周囲の者の心配や関心を惹くことにより自身の安寧を得たり、溜め押し込まれた葛藤を軽減したりしようとする機制の結果である。最初の「行動」は些細なことがきっかけであろう。ただそれが成功すると、次のさらなる安心を求めてさらに大きな行為に及ぶ。そして現実的なことでは満たされなくなってくると、実際にはない事実を作り始め、虚偽の行為に及ぶのである。

熱の場合、熱を作っている行為自体は当然不適切であり、当人もそれはわかってはいるが、わかっていても行為を制御できないのである。虚偽的な行為を隠す、しかも多くの場合周囲のスマートな人間たち（親、医師など）からそれを隠さなければならない、それを実行に移すだけの知能と行動力、あるいは情報収集能力やコミュニケーション能力を備えていることが必要になってくる。よって、虚偽性障害が成立している患者は、子どもであれば、そもそもいわゆる「優等生タイプ」「真面目な子」「頭が良く大人に従順な子」「リーダーシップがある子」などに類する子が多い。

そういうちゃんとしている子というのは、そもそも甘えることなく成長してしまう。すると、自分のキャパシティを超える事柄に直面したり、葛藤が不適切に蓄積して自身では解消できないことになったりすると、（普通は周囲の大人などに甘えればいいわけであるが、それができず）何かに置き換えることが必要になってくる。そのときにどうするか、どうなるかというのは、患者の精神病理の有無やその質によって臨床的な表現型が変わってくる。

患者自身が症状をどう思っているのか。症状が治って欲しいのか。もし治ったらどうなるのか。そして患者がそのことをどう思うか。思春期の患者からそれを正確に語ってもらうことは無理である。折を見て、担当医がそうしたことを想像した方がいい。症状がなくなってしまったら困ってしまう事情があるのかもしれないのだ。そんなことは普通考えないから、それでもたまにはそう思ってみる。それが〈仮病〉の見抜きかたかもしれない。

危険なミュンヒハウゼン症候群

ミュンヒハウゼン症候群は、注目されやすいスキャンダラスな名称であるために名はよく知られているが、どういうものかは正確に知られていない。ミュンヒハウゼン症候群による発熱は虚偽性障害の特殊型で、他者の注目をひくことを目的に、発熱をきたすような異物（汚染した液体、糞便・痰・牛乳など含むもの）を自己注射したり、点滴の接続コネクタから汚染させたり、刺入部に直接注入したりすることで局所感染・血流感染・アレルギー反応などを引き起こさせることで成立する。

当然、意図して発熱を作っているのであるが、これは無意識でとも違う。注意を引きつけたいという欲求自体はほぼ無意識・曖昧であっても、行動の障害であるから、周囲から見れば不適切としか思えないこの行動は、この症候群の精神病理由来の『結果』というわけである。どんなに病的な精神病理であったとしても、嘘をついているということであり、虚偽性障害に対する非精神科医の理解は得てして不良である。なぜそんなことをするのだろうと、医師だって理解できない。嘘をつくということが症状である。そんな嘘をついてまでも患者の苦しみは深いというわけである。

エピソード内の彼女は、ありのままでいて欲しいという大人の期待をよそに、本当はどんなことを考えているのだろうか。

エピローグ

「先生、ちょっといいですか」

外来中、診察と診察の合間に看護師に声をかけられた。外線電話の通話の途中らしい。

「ここ何ヶ月か先生のかかりつけのあの子のお母さんから電話です。今度本人なしでお母さんだけで受診してもいいですかって電話きてます。どうします？」

「あ、いいですよ」

小・中学生や高校生が患者の場合は、彼ら彼女らはふだん学校があるので、本人不在で親だけが受診ということは実はよくある。

◆　◆　◆

そしてある日、その子のお母さんは私の外来にやってきた。まぁ、話は長くなりそうだと予想していたので、その日の最後の予約にしておいていた。

「すみません今日は……」

そんなに小さな声ではないがやや強張った声。憔悴しきってはいないが、やや疲れた表情で診察室に入ってきた。所作に勢いはなく、何か言いたいことがありそうなことは容易に予想できる。

「こんにちは。どうしましたか」

「先生、先生には本当に謝らないといけないです」

「おぉ？」

「全部嘘だったんです、あの子」

「全部？」

「あ、いや全部かはわからないんですが」

少し涙ぐんできたようだ。ちなみに「全部嘘」と言われて、「嘘？」と嘘の方に疑問符を投げなかったのは、思春期の子に嘘はつきものだからだ。むしろ、どこからどこまでが嘘なのか知りたいくらいで、ついそれをすぐ訊いてしまった。嘘はつきものというのも少し違う。嘘は思春期の前提だと思う。

「まずあの子、先生からもらった薬を飲んでいません。全部捨てていたようです」

これについては、実は初診時にセルトラリンという薬を処方したところ、熱が出なくなったということで、その後も通院ごとに処方していたのだ。効いていたようだから、処方していたわけだが。

「最初は、飲んでたみたいです……途中から私もちゃんと見てなくて」

「飲んでいないのによくなっていたんですか？　飲んでいるのによくなかったんですか？」

「……もうよくわからないです」

「でも確かに熱は出てましたもんね」

「はい、それはそうです。あの子、先生の診察はけっこう楽しみにしてたと言ったら失礼ですが、よくなってる実感はあったと思うんです。でも途中からなんか急にまた駄目になって……」

「熱は出なくなってたんですね」

「実は途中から熱とかそれどころじゃない事態になったんです」

こう言った後に、母親は崩れるように淡々と事の次第を話し、そして話し切った。

◆　◆　◆

彼女は父親と折り合いが悪かったらしい。彼女はいわゆるかなりの名門・進学校に通っているが、父親としては東大に入って欲しいという。しかし彼女は、プロの舞台俳優になりたいらしい。父親はこれに大反対している。母親は、かたち上は彼女の夢に賛成、実際には本当に将来お芝居をやるとは思っていなかったという。

まあそれでもよくある思春期の子どもの反抗期だと思っていた。母親としては、学校にはストレスがないと思っていたが、実際には怪しいと感じ始めていた。学園祭のようなイベントのときは熱がよくなり、試験期間中など学校が学業中心となると熱が出るのだと。熱が出るから勉強できない。ますます勉強しない。そうした様子を当然父親は叱責する。だんだん成績は落ちる。ただしプライドもあるから、悪い成績ではいたくない。ついに試験自体に行きたがらなくなった。試験に出られなければ仕方がないということで、それは正式な成績にはならないことに気づいたからかもしれない。

彼女の安息の場は、お芝居とその仲間だった。一応は芸能界という業界であり、時間は不規則というのはわかっていたが、だんだんと帰宅が遅くなったり、あるいは極端に朝早く家を出たりするようになっていったという。

ある日、母親の携帯が鳴った。夕方だった。その日は普通の平日で、例によって普段よりやけに朝早く家を出ていった日だった。理由は、演劇の自主練の後、友達と勉強をするためだと言った。かかってきた電話は警察からだった。お芝居仲間と事務所の先輩、その友人らでパーティらしきものに参加していたとかで、なんとその場で大麻を吸引している者がいたという。張り込んでいた警察が入り込み、所持していた者らをその場で逮捕。彼女もひとまず署でお話をということになった。

警察署に来てからの彼女は号泣しきりで、しばらくは警官も取り付く島もなかったという。ベテランの女性警官に交代したところ、なんだか演技的な啼泣であることに気づいたらしい。話を聞くと、男に連れまわされて乱暴された、されそうになった、など発言がコロコロ変わった。一方で、他の者も取り調べているので彼女の発言も整合性がないことがすぐわかってしまうそうで、ベテラン警官は傾聴に徹してくれた。これ以上本当じゃないことを言うと、そのことで逮捕しなくてはいけなくなってしまうよと諭したところで、彼女はぽつりぽつりと思いを吐露し始めた。彼女の話は要するに、お芝居のことを親に認めて欲しかったということらしい。ひとしきり話したところでようやく母親に電話してもいいと言ったそうだ。

幸いなことに、大麻に関しては所持や吸引はなかったとされて、指導のみで母親同伴で帰宅となった。帰ってから娘と話し合ったという。腹を割ったら全部話してくれた。先生からのお薬は捨てていたこと、熱があっても大丈夫と先生に言われてから、すごく気持ちが楽になったこと。ただ、お薬を飲んで熱が下がってよかったよかったと思えなかったらしい。熱があったら学校も休めるし、父親も少しは心配してくれると気づいてしまったのだ。熱があっても元気だし、医者も大丈夫だと言った。妙な自信がついてから、行動が拡大してしまった。

◆　◆　◆

「先生のおかげで、お互いさらけ出して話し合いができました。ありがとうございました」

感謝される筋合いなど少しもない。逆だ。

彼女は熱があることで、楽になっていたのだ。いや、こういうふうに大人が考察するのは、合目的過ぎるかもしれない。それだけ思春期の子というものはわからない。理解しようとすると、遠ざかる。

彼女の熱は仮病ではない。本当に出ていた。ただ、偽って、熱をないものにしていた。

あの大人しくみえる彼女にいろいろなことがあった。今度会ったらなんてお話しようか。

ありのままなんて話してくれなくていいと思った。

Episode8

透明なモノサシ

向き合うことで
消えていく
痛みもある

すれ違ったとき、一瞬彼とわからなかった。

彼というのは患者のことではない。以前わが総合内科で初期研修をしていて、今は神経内科を専攻し、神経内科専門医となるための研修中の医師だ。

この関係性は非常にいい。なぜなら神経内科に診療上の相談がしやすい。こういう若手の医師を相談窓口にするのだ。そうすると、まだ経験不足ではあるけれど彼は彼で頼られて〈専門医〉冥利に尽きるし、わからなければ彼の指導医・上司に彼が訊けばいいわけだし、何より自分らからすると以前教えた子ということもあって、親しみがあるのだ。

内科外来診療などの場合に限るかもしれないが、よく患者さんからも無愛想・横柄・説明が行き届かないといったベテラン年配医師よりも、お話をよく聞く・優しい・丁寧な若手医師の方がよいと言った声を聞く。

自分のところで研修して巣立っていった研修医は、実は人数的には山ほどいるから、正直なところ全員の顔や姿を覚えているわけではない。何らかの理由で印象に残っている子しか覚えていない。初期研修を終えると、そもそも他の病院に研鑽の場を移す者も多い。だから、この病院に残った神経内科専攻医の彼には思い入れがあった。ファミリーのような関係性で接していた。例えば、私たちが神経内科領域の疑問について、カフェで居合わせたときや夕方の空き時間にたまたま一緒になったときにラフに話し合える。「最近発売された認知症のあのお薬、もう神経内科の上の先生たちも使ってるの？」のように。神経内科で問題になっている興味深い症例について教えてくれたり、あるいはまだまだ研修中ということもあって日頃の愚痴をこぼしたりしていた。

◆ ◆ ◆

病院の正面玄関からカフェの方へ向かって進むと左手にあるエレベーターホールを中心にして、放射状に各方面に廊下が延びている。エレベーターホールで誰かと偶然会って立ち話、いや立ち話もなんだからカフェに座ろう、というのがよくあるパターンだ。

彼とすれ違ったのに一瞬彼だとわからなかったのは、彼もまたこちらに気づかなかったからだ。なんというか、余裕がなく横顔からは疲労の表情がみてとれた。神経内科の診療はそれなりに激務で、「夜間の当直という名の実質夜勤」をこなした上で、翌日の日中も通常業務をこなしている医師がほとんどだ。

本当は彼にすぐ声をかけたかったが、やめた。

◆ ◆ ◆

次に彼をみかけたのは、数日後の夜の九時前だ。なぜこんな時間にこんな場所で。偶然？

私は閉店時間になってしまったカフェから出てコーヒー片手に移動し、もうとっくに昼間の喧騒がなくなって静まり返った外来の廊下にいた。皮膚科と耳鼻科の間にある外来前のこのソファが私のお気に入りで、よく人目を避けてここで休憩しているのだ。私は自意識過剰な方ではないが、おそらく彼は私に会いに来たのだ。それを察して私は彼に声をかけた。

「おーう、どう？　調子」

「あ、先生。あの今いいですか？」

「全然オッケーだよ」

いつも先生ここですもんね、と彼は笑みをみせた。

「最近はおもしろい患者さんいないの？」

「おもしろい……うーん」

私がよく使うフレーズに「昨日や今日臨床始めたわけじゃないから、（人が）何を考えてるか大体わかる」というのがあるが、その瞬間まさに彼に対してそれだった。彼は困っているのだ。

「あ……」と言葉にならない声を出して、彼は私からちょっと離れてソファに座り、とある患者のことについて語り始めた。

◆　◆　◆

『もう深刻な病気はないって説明してるんだろ？　早く退院させようよ』

『でもなんだか頭頸部の痛みがあるって言ってていまして……』

『ＭＲ正常って言ってるのになんで安心してくれないんだろうか。家族にも説明してるよね？』
『はい……』

◆　◆　◆

彼は予想どおり困っていた。困っているという患者は四十二歳男性。この一、二年心療内科に通院中で、病名はパニック・強迫性障害・身体症状症ということらしいが、詳細はよくわからない。定期的な内服薬はないらしい。非常に真面目な性格で、職業はシステムエンジニア。心身を壊して休職したことが過去に自己申告だけで三回。しかも二回職場を移っている。

その患者は現在神経内科病棟に入院中である。入院理由は、回転性めまいと嘔気だ。朝起きると突然、回転性めまいが出現したので脳神経を得意とするクリニックに受診。ＭＲＩとＭＲＡに異常を認めなかったものの、症状が強いこともあって近くの総合病院の内科で経過観察入院となっていた。しかし症状が軽快しないために、発症して四日目に当院の神経内科に転院してきた。そのときに最初にタッチした神経内科の医師が彼だったのだ。

彼は懸命に神経所見をとったが、めまいと吐き気があまりに強く、表情は苦悶していて唸ったりするだけで、十分な意思疎通ができなかった。意思疎通ができないとさらっと言ってしまったが、神経内科としてはそこは重視するところで、どういうわけで意思疎通ができないかは重要な評価対象である。意識障害なのか、せん妄なのか、聴力が落ちているのか、他人の言っていることはわかるが言葉にできないのか、言語理解ができないのか、等々いろいろな状態があり得るからだ。その場で彼が下した評価は「とにかく症状が辛すぎて、診察に十分協力できない」というものだった。

メインとなる症状が、めまいということで眼振について評価したかったが、患者の拒否にあった。単純に嫌というか、もううんざりといった様子だった。神経診察では、感覚障害の評価も極めて重要である。しかし感覚に関してもこういった様子のために、評価が困難であった。感覚の診察は患者の協力が必要だからだ。彼は診察の後、指導医にありのまま報告した。十分な評価はできなかったが、症状は強いように思え、入院としたこと。すでに夕方に差し掛かっていたため、耳鼻咽喉科への対診は明日にするということなどを伝えた。

彼の指導医というのは、以前（ＥＰ１）連携したあの神経内科医だ。今さらであるが非常に優秀で穏やかで、怜悧さと優しさが程よく共存していて、彼もいい指導医がついたものだと他科ながら嬉しく思っていたものだ。

◆　◆　◆

夕方の回診で、その彼の指導医による診察があった。彼が診察してから、何時間も経っていなかったので大した変化はないだろうと思われたが、実際にはそうではなかった。症状はかなり改善傾向にあった。そのせいか感覚に関してもある程度評価が可能だった。

一般身体的所見は、体温37度、脈拍72回／分で整、血圧123／70㎜Hg、頸動脈の聴診では雑音は聴取しなかった。

次に神経診察である。神経診察は一般内科医も行うが、専門医によるそれは精緻かつ系統的である。今回の患者の神経診察の記録の一端を示すとこうである。

意識清明、眼球運動正常、眼振はなく、瞳孔不同や眼瞼裂狭小化も認めなかった。顔面運動に異常はなかったが、右顔面の痺れ感があり、右顔面の痛覚の軽度低下を認めた。構音・嚥下に関連する脳神経に異常は認めなかった。四肢・体幹の筋力低下なし。感覚系では、左C3レベル以下における温覚・冷覚の低下の存在が確認された。爪楊枝でつんつんする程度の刺激には鈍麻していたが、もう少し強い痛み刺激を加えると左半身に激しい痛みを呈した。氷で強い寒冷刺激を加えても痛みは増強した。位置覚・振動覚は正常だった。小脳系・自律神経系に異常なかった。腱反射はアキレス腱反射が両側やや低下していた。病的反射の出現はなかった。

難解に思えるだろうが、専門医の水準というのは高くありがたいものである。

普通、指導医は診察後、ベッドサイドではすぐに検査方針などを患者に伝えない。まずはそこを辞去する。その後研修生、この場合は神経内科修練医である彼とディスカッションをしたうえで、受持医として修練医がもう一度ベッドサイドに行って、そこでプランを伝えることが多い。しかしそのときは違った。打ち合わせなしに、指導医が患者に方針を伝え始めた。

「病院移られてお疲れさまでした。そんなところ大変恐縮なのですが、この後またＭＲＩを実施してもいいでしょうか。やはり脳梗塞が否定できないと思います」

彼はしまったと思った。さっき、転院直後の自分の診察では「とりあえず明日」のようなことを伝えてしまっていたからだ。

「あ、えっと。この後って今日ですか？」

「そうです。今日です」

「でもさっき……」

と、チラッと彼に目をやった。インテリジェンスが高そうなこの患者は、それ以上は何も特別なことは言おうとせずに、わかりましたと述べて検査に同意した。専攻医の彼は、この後病室を辞した後、指導医から何を言われるか察しがついていた。

「ワレンベルグじゃない？　病歴的には」

「でも」

「うん。ＭＲもネガティブだし、構音・嚥下障害もないし、眼振も小脳症状もない。ホルネルもなかった。でもワレンベルグ症候群はバリエーションが多いんだよね」

「thin sliceで撮るんですね、ＭＲ」

「うん」

「最初にそこまで思い至りませんでした。すみません」

「いや！　全然。ほら、まあ転院して来てるしさ」

「そうですね」

「じゃあ先生、ＭＲＩ撮り終わった頃にまた病棟で落ち合おうか」

「わかりました。ありがとうございます」

彼の指導医はニコッとしてそこを後にした。

当初、彼は正直この患者にはあまり深刻さを感じていなかった。一応はＭＲＩは正常だったわけだし、感覚障害の評価ができない段階では、普通に末梢性めまいだろうと思っていた。症状があることへの受容が悪く、要するに症状を大げさに表現しているだけだと感じていた。

深刻さを測るのは、難しい。

賢明な読者へ

今回のエピソードでは、患者側があまり語ることなく、あえて医師側の登場人物の方に多くを語らせてあり、思いや考え、感想が描写されている。難解と知りつつ専門用語は一部そのままとし、業界用語のような言い回しも残してある。専門医の仕事の「リアル」をお見せしたい意図だ。

内容に関しては「何が深刻か」「何が病的か」などについて、医師と患者では大きく相違するということがテーマとなっている。副次的なテーマは、診断というのがいかに相対的なものか、悪く言えばいかに曖昧なものかということにある。この後に続く「プロローグ」で主に描いているため、どうかご期待いただきたい。

「症候群」とは

さて、このエピソードで最初に話題になったのは延髄外側症候群、「ワレンベルグ

(Wallenberg) 症候群」として知られている脳梗塞の一型だ。「比較的若年者の、一過性とは言い難いひどい回転性めまい」の鑑別に、医師達が何を考えたか。

ワレンベルグ症候群、その前に一般に「○○症候群」のように括っておく意味とは何か。症候群というのは、一つの臨床症候では病気とは認識できない、つまり非特異的な症候が、その疾患の特徴を表現できるレベルにまで種々いくつか組み合わさった『まとまり』のことである。診断という点では、それら複数の項目を併せ持てば「診断名/病名」として分類できる。であれば呼称名が決まることになるから、一種の共通言語となって実に実用的なのである。

症候一個一個では疾患単位として独立できないが、集まれば疾患として認識できる。これが症候群である。逆に言えば、集まらなければ認識がしにくくなり、診断という点では難しくなるのである。だから「○○症候群」のように括っておくのである。延髄外側症候群/ワレンベルグ症候群と呼んでしまえば、なんだか印象的な響きがある。そうやって『有名なもの』として先に病名の方を認識しておけば、症候だけで診療・診断を進めていこうとする時に有用である。エピソード内の神経内科医(「彼」の指導医)の、病気を見抜く慧眼は流石であった。不完全ないくつかの症候・所見からワレンベルグ症候群を見事に推測した。

ワレンベルグ症候群

実際、ドイツのアドルフ・ワレンベルグは、一八九五年に片側の喉頭、軟口蓋麻痺、めまい、眼振、協調運動障害、側方突進症、上下肢失調、眼球陥没、仮性眼瞼下垂、片側顔面麻痺、反対側の躯幹四肢の温痛覚麻痺などの症候を症候群として発表した。ワレンベルグがまず指摘・記述したのはこうした「諸症状」であり、ワレンベルグ彼自身がその後何年もの歳月をかけて、この症候群(症状)に対応する解剖学的説明を明らかにしたのである。今日では、医学生であったとしても、延髄外側症候群／ワレンベルグ症候群とは何かと問われたら、「後下小脳動脈の閉塞性機転での延髄外側病変による症候群」とシャープに即答するかもしれない。ワレンベルグ症候群の症状と対応して障害される神経について次頁の表に示した。

臨床医向けの解説

表　延髄外側症候群/ワレンベルグ症候群の症状と対応して障害される神経

症状・症候	障害される神経
嘔吐、悪心、めまい、眼振	前庭神経核（聴神経（Ⅷ）感覚核）
球麻痺：嚥下障害、構音障害、嗄声	疑核（舌咽神経（Ⅸ）・迷走神経（Ⅹ）運動核）
味覚障害	孤束核（舌咽神経（Ⅸ）・迷走神経（Ⅹ）感覚核）
上下肢の小脳症状	下小脳脚
ホルネル症候群：縮瞳、眼瞼下垂（眼裂狭小）、眼球陥凹（眼球後退）、顔面の発汗低下と紅潮	交感神経下行路
顔面の温痛覚障害	三叉神経脊髄路核
頸部以下、体幹・上下肢の温痛覚障害	外側脊髄視床路

上の表の本症の諸症状を眺めていただきたい。はっきり揃えば異常・病的と気づくが、四肢が麻痺をするわけでもなく、ふらついて顔や体の痛みや不快を訴える程度であるから、そもそも疑うのが難しいことが多い。ワレンベルグ症候群だと推測できなければ、脳のある部位に梗塞が生じているなどと思えないような諸症状ばかりである。延髄外側の障害であるため、延髄内側を通る錐体路（運動系の経路）や内側毛帯（深部覚の経路）は障害されないことも特徴である。

ワレンベルグ症候群の実際的問題というのは、なんというか病因と症状が複雑で『覚えていられない感』を醸し出していることであろうか。事実、ホルネル症候群などは疑ってしっかり神経診察しないと、そうだと認識できないことも多い。そこでワレンベルグ症候群の理解は、次のように簡略化しておくことをおすすめする。

延髄外側症候群／ワレンベルグ症候群の神経病態生理の『これだけ』

・錐体路は含まれない、感覚、小脳、自律神経の障害をきたす症候群
・病側↓顔面の温痛覚麻痺、ホルネル症候群、小脳性運動失調、球麻痺
・対側↓頸部以下の温痛覚障害

難しいのは、ワレンベルグ症候群の「部分症」として来た場合である。ちょうど今回のエピソードがそうだったと思われる。ワレンベルグ症候群は、その臨床型にバリエーションが多いのはよく知られたことである。延髄外側の領域の血管支配やその走行、そしてそれらの灌流障害に不均一性が強く出るために、症例ごとの臨床症状にも個別性が生じやすい。

医師が感じる何とも言えない気持ち

エピソードでは、「彼」こと若き神経内科医は、この患者の病状に深刻さを感じていなかった。大げさにみえたからだろうか？　それは「彼」に聞かなければわからないことであるが。

医師には医師の仕事があり、死につながる病気、後遺症になるかもしれない病気を早期に見抜き、診断し、治療につなげるという職責がある。その一方で、それらを全て尽くしても患者の思いや願いとはかけ離れてしまうことがある。医師としてのベストを尽くしても患者の理解が得られないときの、（医師だけが感じる？）あの独特の無力感のようなもの。これらはこのあとのエピローグで描写される。

最後まで読み終わったとき、なんだかスッキリとしないなと感じてくれたのなら、それはこちらの意図どおりであるとお考えいただきたい。

エピローグ

夜になって、それこそもう二十時はまわっていただろう。彼とその指導医は、病棟の画像閲覧用端末で同じＭＲＩの画像をみていた。

言葉がない。病気があることを期待してはいけないが、脳梗塞がないのだ。

「えー……」

「解離もないね」

「そうなるとＴＩＡ（一過性脳虚血発作）ですか？」

「いや、後部循環でＴＩＡはないんじゃないかな。ないことはないけど」

「ですよね」

「確かに感覚の診察のとき、ちょっと演技的だったかな」

「でも……」

「まああの時点はワレンベルグとするしかないよね」

「なんて説明しますか」

「まあ、脳梗塞はありませんでした、安心してください、かな」

「わかりました」

病室で彼はＭＲＩ検査の結果を説明し、特に脳梗塞は発症していませんでしたと告げた。

◆　◆　◆

「……で、その患者さん、脳梗塞とは全然関係ない症状を、そのタイミングで言ってきたんでしょ」

「え！　そうなんですよ！　先生なんでわかるんですか？」

「やっぱり」

彼は驚きながらも私に説明を続けた。私の方は、ソファの背もたれにだらしなく体重を預けて文字通り天を仰ぐ体勢になった。

深刻な病気はないですから大丈夫ですよ、脳の病気ではないみたいですよ。いくら言葉を継いでもこの患者さんには届かないだろう。何が深刻なのか。それは医者と患者とでは指すものが違うことが多い。同じことも多いが、遥かに異なることもある。

患者は、ＭＲＩが正常であったということに安堵もしなかったし、脳梗塞ではないという診断に対する強い疑問も呈さなかった。普通なら、よかったですと安心したり、あるいは「じゃあ、なぜこんな症状が起きているんでしょうか。本当に脳梗塞は大丈夫でしょうか」と訊いたりするだろう。それどころか、患者は此の期に及んでこのように言った。

「ところで先生、前からですね、首筋からこう、後ろの方……耳の上あたりにいって、こんな感じで目の周り……あ、いや目の奥ですね。このへんが午後くらいになるとぎゅーっと締め付けられるんですよ。これが辛くて。こういうのはやっぱり、脳の血流が悪いか何かですかね」

彼はこの問いに対して、患者がその場で納得するような言葉もかけられるはずもなく、とりあえず今日は遅いので、というようなことだけ述べてベッドを後にした。

今週の新患カンファレンスが思いやられるなあと気が滅入った。実際そのカンファレンスでは、もう深刻な病気はないんだから早く退院させようよと部長が吠えた。

◆　◆　◆

「で、やっぱり深刻な病気はないって説明しても、部長がなんと言おうとその患者さんは安心してくれなくて。以前僕が研修医のとき、先生が言ってましたよね。〈誰にとってどのくらい深刻なのか〉っていう」

「よく覚えてるね」

「まさに今回それだなって思いました」

「気づいたんだね」

「はい。部長のおかげかもしれません」

「確かに」

思わず私は声をあげて笑ってしまった。

医者からしたら、深刻な病気を否定したからそれでいいじゃないかと思ってしまう。ただ、冷静に考えるとこれは実は何も見抜いてはいない。下手なディベートゲームみたいだが、否定しただけであって見抜くことはしていない。この患者に対しては神経内科医達は脳梗塞を否定しただけだ。

深刻な病気がないことを示すのは、一つの終着点かもしれないが、状況によってはむしろ前提でもある。患者を安心させるには、〈病気〉を見抜いてあげるという作業とその結果が必要なのである。

その〈病気〉がどうというのは極めて相対的なものだ。自ら症状を作ってでも症状を訴えたいときは〈仮病〉っぽくなるし、そのときにいかに患者に利益になるかで病態の分類をしているだけだ。もはや〈病気〉かどうかすら曖昧になる。だから、診断を決めることが最優先事項になっていると惑いやすい。大事なのはきっと、患者の困りごとをみていくということだというのに。

医者が患者の愁訴から逃げれば、逃げただけ患者は反応してくる。深刻な病気を否定するのではなく、症状を適切に切り取って診たててあげないと、患者、いや患者の脳は安心しないのだろう。

傷の手あてをする先生はいいなと思った。あれはきっと手あてをしてあげていること自体が、治療行為なんだ。

◆医師は、六年間の大学を卒業して「医師」となり、その後二年間の初期研修を終えてようやく、それぞれの志望する専門の三年間の研修が始まる。この時期を後期研修といい、呼び方として後期研修医・専攻医などがある。

◆エピソード内では、疲弊した専門研修医生活が描かれているが、昨今医師にも「働き方改革」の手入れが入り、研修医を労働者として認め、健全な生活を守るよう時代が動きつつある。ただそれによる悪影響も懸念され、それは今後の情勢を見守りたい。

◆研修医が業務の中で医師としての技能を身につけていく生活がどのようなものかが、エピソードから垣間みられるが、語弊を恐れずに言えば、研修医は失敗を重ねて成長していく。指導医が研修医をフォローし励ます様子も見所である。

◆神経内科という科目は、中枢神経や末梢神経、あるいはそれに連動して働く筋肉なども含めて包括して取り扱う科で、実際上は精神科とは区別されている。ただ、両者には一部共通部分はある。

Episode9

モンスター

斜め上の
景色にしか
映し出せない
真実がある

内科外来の受付が不穏な空気に包まれていた。ざわついていたのではない。本当に不穏な雰囲気というのは、静まりかえっているものだ。その日の午後もそうだった。

一人の女性が上気して受付の看護師に突っかかっていた。看護師の隣に涙ぐんだ診療業務補助員の女の子がうつむきながら立っていた。この光景はこれ以上描写しなくても察しがつくだろう。クレームだ。

医療機関の外来で一番多いクレームは待ち時間だ。呼ばれない。何をやってるんだ。順番が前後した。予約時刻の意味は何なんだ。他のどんな業界でもこんな待たされはしない、どうなってるんだ。

それが、今回はそういうことではないらしい。いや、とはいえそんな珍しい事情ではなく「お金」のことを言っているらしい。私はその日の総合内科外来セクションでは年長者で、かつ時間が空いていたので、それを嗅ぎつけられて外来看護師に呼び出されてしまったのだ。

◆　◆　◆

その女性は三十代後半にみえた。肌はやや浅黒い印象。外の秋の肌寒さの割に薄着で、白の七分袖のカットソーを着ている。医者にしかわからないかもしれないが、遠目では肌や筋肉は若々しくみえるが、近づくと肌はわずかな乾燥味を帯びてくすんだ色合いになる。姿勢はよく、背筋は伸びて細身だった。髪型はややきつめのシニヨンになっていて、おそらく昔バレエをやっていたんだなと思った。さて、そんなことよりも、患者は怒っている。

「お金を返していただかないと納得できません」

「必要な検査だったんですよ……」

「なぜそんな検査をしたんです？　私はそんなにたくさん検査して欲しいなんて言ってません！」

おおむねこの内容の押し問答のループということらしい。医療の現場では、医師はリーダーとなるため、この種のトラブルは医師が現場に到着すると「あとは先生にお任せで」というムードになる。一番端っこの診察室が空いていたので、そこに案内してお話を聞くことにした。私はこの患者と初対面だったが、診察室ならカルテを見ながら対応できるから好都合だ。

カルテを開けてみて私は思い出した。この患者のことを私は知っていた。後輩医師から以前に相談を受けていたのだ。

患者は、さっき外来受付前で初めてみたときの印象とは全く異なり、実際には五十歳女性だった。すごく若くみえる。一、二ヶ月前から筋肉がこわばり、だるいというのが主訴だった。患者が今回怒ったのは、初診時に検査をして帰宅し、結果が出た一週後の再診時。検査値異常を重くみた後輩医師である担当医がさらに検査を追加、実施させて、後日の来院を指示して帰宅させようとした、その会計の際のことだった。

こうしたくだりはよくある。私は医療の問題の一つだと思っているが、患者は検査の内容まで踏み込めない上に、どれがいくらくらいかかるか診察室の段階では知らされない。検査室でも知らされない。最後の最後、会計の段になって支払額がわかるのである。なので、思いのほか支払額が多くて戸惑い、クレームが生じることはあるにはある。

ただ、私が患者の話を聞く限り、今回は単にお金の問題ではない気がした。普通は、いろいろごちゃごちゃ言うけれど本心では要するに目的は金、というパターンが多いものだ。しかしこの患者はたぶん違う。この患者は検査して欲しいいないいいいいなんて言っていないと言っているのだ。この患者はお金のことを言いつつ、お金が望みではない。

◆　◆　◆

患者の訴える「症状」は、割とシンプルだが内科的には意外と複雑だった。まずカリウムが2・0mEq／Lという低値、CK（クレアチンキナーゼ）が546と高値、そして尿素窒素とクレアチニンが若干上昇していた。他にもマグネシウム、カルシウム、クロールなどといったイオン・ミネラルも減少していた。リンは上昇していた。血圧は正常だった。患者はだるさ、倦怠感のほか、脱力感なども訴えていたという。また、これは初診時の夕方にわかったらしいが、甲状腺ホルモン周辺も調べていて、TSH（甲状腺刺激ホルモン）が著明に低下していたということだった。

私も、形式上は診察室で患者の目の前におり、検査データも見られるし、そういう目でみるといろいろ思うところはあったが、その前にこの患者を診察した後輩医師について述べておこう。

その後輩というのは、将来腎臓内科医になることを決めている女性医師だ。彼女は真面目で、その殊勝な考えから専門医になれたとしても専門バカになるのは嫌だから一定期間、総合内科の研修を受けたいということで、三年間私たちの科のスタッフとなり、一緒に仕事をしている。ちなみに「専門バカ」と言ったのは彼女自身であって私ではない。

彼女は優しく、大きくはないがキリッとした目をしていて、力強い印象は与えないがシャープでいかにも聡明な雰囲気が出ている。ショートボブの黒髪で、セミロングの白衣の前ボタンを留めている。どの職種の職員に対しても礼儀正しい。文学少女系ではなく、中学・高校はずっとバドミントンをやっており、大学ではボート部。私はよく知らないが、かなり強豪チームだったらしく、ある学年のときは主将をしていたらしい。

臨床の現場はときに過負荷であるが、確かに彼女はそうしたことに音をあげたことはない。仕事をサボるという印象の全くない子であり、きっちり、そしてソツなく仕事をこなして、こちらとしては何か仕事を任せても不安になる要素は全くない医師だった。陳腐な言い方になるが、きっとよい腎臓内科医になるというイメージしか湧かない人物像である。

彼女の外来診療でのカルテ記載を読んでいる。もちろん件のクレームの……いいや低カリウム血症とCK上昇の患者さんのカルテである。内科医にしかわからないかもしれないが、非常に緻密なアセスメントが記載されている。ちょっとした教科書のようだ。この患者さんの問題点をできる限り挙げ、それぞれに関しての可能性を考えられるだけ考え、診察や検査所見から考えられること・考えられないことの評価が述べられている。あるいは、診断の候補を絞るための検査プランが列挙されている。私は別にカルテ自体を評価する立場でも何でもないが、これらの記載内容自体に何の問題もない。問題もないというか、模範的である。

ただ、この患者の初診日、外来終了後に彼女なりに迷ったようで医局で私にラフに相談して来たのだった。それが、私がこの患者の病状を会う前から知っていた理由だ。

そうだ。思い出した。この患者がクレーマーとなることはさすがに予見していなかったが、相談の時点で診断の察しがついていた。真面目な彼女はそれに気づけるとは思うけれど、気づくまであまり五月蝿く言わないでおこうと思ったことを、だ。

◆　◆　◆

「お金のことはわかりました。せっかくなんで私もちょっと症状のことを訊いてもいいですか？」

「はい、いいですよ」

お金目的のクレーマーは、ここで「いい」とは言わない。そんな暇はない、上を出せ、みたいなことを言ってくるだろう。「上」というのはお金の責任者でもあるからだ。医師が自分の方向に関わって来た時に、拒絶をしない。むしろすんなり受け入れる。こういう何気ない所作・反応がヒントになる。やはりこの患者はお金のことを言っているのではない。

「あの、この前の女性の先生のカルテに、力が入らないことがあってそれも困っているって書いてあるんですが」

「はい」

「これってどういうことですか？」

「はい？」

「いや、具体的にどういう状況ですかね。それってこの前の女医さんのときは言いませんでしたか？」

「あ、はい。そうですね」

「何がお困りですか」

「私、毎日ジムに行ってるんです」

「毎日？」

「はい。それでいつもやるメニューがあるんですが、それが最近こなせなくて。ベンチプレスです」

少々絶句したが、それでもギリギリ想定内の回答だった。これは医局で彼女から相談された時には言っていなかったと頭で確認していた。

「随分ハードワークですね」

「昔から運動をしてるんで。習慣ですね」

「バレエですか？」

患者が反射的にちょっと目を見開いたのを私は見逃さなかった。

さあ、この患者はハ、、、、、、、、、、、、ードワークをこなしているのに、、、、、、脱力で困、、、っている、、、、のである。結果的にクレームの的になってしまったあの先生に、この患者から聞いたことを伝えたら何と言うだろうか。私は予想できている。きっと彼女は「ああ、ＣＫ上昇は運動負荷のせいなんですね。じゃあ低カリウムの鑑別を進めていきますね。ありがとうございました」と言うだろう。実際に伝えてみた。彼女は、ほぼ寸分たがわないくらい予想したことと同じように述べた。違う。この患者の問題点は鑑別しては駄目なのだ。

私は斜め上の遠くをみた。私を知る人によるとこれは私の癖らしい。難題に直面したときにそうするらしい。この患者は、症状の困りごとで来たはずなのに検査をたくさんされたことに憤慨している。まるで真実を知られたくないかのように。検査は、わかりにくいものを暴く道具と考えてもいいが、彼女はそれを拒否しているのだ。

賢明な読者へ

エピソードの中の医師である「私」は、患者の嘘を見抜いている。ただ、今回のエピソードに限らないが、患者の嘘を見抜いたところで、そこで即解決というわけにはいかないところが難しい。〈仮病〉の難しいところはそこにあるのである。

こうした結論めいたことをなぜ最初に持ってくるかというと、〈仮病〉の見抜きかたというものはあっても、一種のお作法があるのだ。人は論破されたり、見抜かれたりすることによって優しい気持ちには決してならない。今回のエピソードにとどまらず、本書における最大級の皮肉になるが、患者の嘘は見抜いてはいけないのである。話の中で、「私」が嘘を見抜いたことを読者には暗示してはいるが、「患者」に対して嘘をついているだろうと直接指摘するようなことはしていない。

患者の怒り、そして陰性感情

さて、エピソード内では低カリウム血症が医学的問題であるように描かれているが、実はこのような各論的なことは本質的な問題ではなさそうである。それよりも、とにかく患者が怒っている。

一般に患者の怒りというのは、何かの裏返しであることがほとんどである。これは、(学んだわけではないが)おそらく看護学や臨床心理学などでも学ぶのであろう。怒りを怒りのまま受け取り、怒りの言葉で語られた内容を周りの者が額面通りに受け取っていたのでは絶対に解決しない。今回の患者では、怒りの表現は「お金を返せ」であったが、その実は違いそうである。

この時点ではまだ語れていないが、どうやら患者は検査をして欲しくなかったようだ。医師は、患者のあまりに非合理な言動や行動をみてしまうと、患者に対する陰性感情というものが沸き起こる。患者の怒りの言葉の裏を知るには、前提として、この陰性感情のコントロールが必要になってくる。

陰性感情というのは私なりに解説するとこうである。

臨床医とは誰がなんと言おうと私は職人だと思っていて、その技能の基盤になるのは大まかに二つあると考えている。一つは臨床の問題を解決する技術(知識や手技)、もう一つは自己を律する制御能力だと思うのである。そこで陰性感情というのは、周囲の人間との関係性において、臨床医としての特に後者の能力（=自己を律する制御能力）が、自己の統合が乱れることで不調和に陥ってしまっているような状態をいうのだと考える。大事なのは、陰性感情は臨床医にとって付きものであると考えるべきだという点である。間違っても、防いだり、無いものにしたり、過度に我慢して押し殺したりする対象にしてはならない。仮病を見抜くためには、この陰性感情というものとうまく付き合っていく（共存する）必要があるのである。

鳥瞰する眼で見てみる

患者はなぜ検査をしたがらなかったのか。だったらなぜ病院に困りごとを相談しに来たのか。この「矛盾自体が問題である」との示唆がこれまで叙述されている。ただ申し訳ないことに、この後に続くエピローグを読んでも、この問いに明瞭に回答する叙述はない。

今回のエピソードのような状況で本質を見抜くために必要なのは、鋭く素早く抜け目なく分析する力ではなく、多少粗くとも全体を鳥瞰し、リラックスした気持ちで常識的な目で状況を眺めることができる能力である。

エピソードに沿って述べると、まずあくまで主観とはいえ「三十代後半にみえる五十歳の女性」というのは、同じ五十歳女性だけの集団からしたらそれだけで並外れているといえないだろうか。しかも、毎日ジムに行ってハードワークをするというのはさらに並外れている、というよりこの時点で既にオンリーワンであるともいえる。そして患者の言い分をよく聞くと若干、通常の認知と外れていることに気づく。普通は、だるくて力が入らないというならばそのハードワーク自体を控えるだろう（プロのアスリートだって休むだろう）。

彼女の受診理由にも驚いてしまう。「いつもの負荷でベンチプレスを上げられない」から「受診し」たのである。この文の前半の括弧内が理由、後半の括弧内がその理由に基づいた実際の行動である。

ここまでアシストすれば察することができるかと思われるが、要するに、彼女は風変わりな感覚の持ち主なのだ。以上を組み合わせると、実は今回描写された女性患者は、いわゆる『一般的な人』の集団からすると、ましてもう少し集団を狭めて『中年女性』からしてみても、平均集団から高い偏差を持って極端にかけ離れた個性の持ち主だということがわかる。

風変わりな感性vs正統派スタイル

彼女はものすごく変わり者だということがわかった。いや、このように言うと性格のようなものを指摘しているようで、適切ではないかもしれない。性格のことを言っているのではなく、自分の身に降りかかったことに対しての認識が風変わりで、かつそれに対してとる行動もまた風変わりなのだということである。

臨床医がこのように捉えることで何か得があるのかと言われれば、ある。こういう患者は、別のことにおいても同様に風変わりな行動をとりがちなのである。帰納的に考えたくなるのが臨床医。鋭く質の高い観察なら、少ないサンプルでも何かを見出せるものである。これはエビデンス、論文を参照しても載っていない。

さあ、（決して敵対するわけではないが）相手は変わり者だ。それに対峙する臨床医が普通の感覚のままでは太刀打ちできないだろう。

ここで、登場する腎臓内科志望の若き内科医に注目する。彼女はいわゆるバランス型の優等生である。彼女のような思考法、アプローチは彼女の能力の高さもあるかもしれないが、とにかく「正攻法」である。こうした正統派スタイルは馬鹿にできない。正しいやり方はいつもどんなときも重要ではあるが、今回のように相手が手強いようなときに通じないことがある。

真面目な内科医の弱点

内科医の弱いところは、外因を内因ほど考慮できないところにある。内因は、内科医は疾患や病態生理を熟知しているから、「こうなればこうなる」という理路を掴みやすい(とはいえそれを一生かけて磨くのではあるが)。しかし外因というのは、この世にある事象すべてが外因となりうるので、予想がつきにくいように(内科医には)思えてしまう。

例えば、実はある毒物を飲んでいて、その毒物の影響も量によって違うだとか、複数の不純物が混じっていてそれらの影響もあるだとかという不確定要素がある。血液検査値などのデータは、ある一時点の結果でしかない。内科医はそこから過去や未来を推論するのだが、推論であるだけに前提条件や事前情報にかなり左右される。それらが確かでないと推論がブレる。初期段階での前提事実のブレは、推論が進めば進むほど激しくなるのである。よって、「推論屋」はいつの時点でも、その時点で持つ情報の精度を過信せず、前提を疑い、場合によってはその前提を根底から見直すことができないといけないのである。

今回のエピソードでみられた「検査データ」。これらは、それだけ見れば医師にとっては異常であり、解決すべき問題にみえる。低カリウム血症のデータから推論される病態はいくつかある。これは内科学の一つの課題であるから、内科医、特に腎臓内科医にとっては日常的な病態である。だからこそ、腎臓内科医の卵であるあの女性医師は少し真面目過ぎるくらいに取り組んだのかもしれない。

今回の診断推論

例えばこう推論する。EP6でも話題になったが、低カリウム血症には筋症（ミオパチー）を伴いやすく、よってCK上昇が付きものである。逆にCK上昇をみたら、（内科医にとっての推論のほぼ出発点でもあるが）まずスタチン使用と甲状腺機能低下症を除外する。

優秀なこの女性医師は初診時に脱力感・倦怠感という症状から筋肉由来の病態を想定し、さらにどうせ必要になると読んで、甲状腺ホルモンのチェックの実施まで及んだに違いない。かなりの推論能力である。ただ、この患者の甲状腺ホルモン測定に関連してＴＳＨが著しく低下していた。ＴＳＨの著明低下は、一般に甲状腺機能亢進でみられるものである。つまり、想定していた甲状腺機能低下（に伴うＣＫ上昇）ではなく、むしろ真逆の亢進症が疑われる結果となったのである。

ここが、この優秀な女性医師が戸惑った点だった。つまり、このちぐはぐな検査データをみて、自分の知らないとても変わった病態なのではないかと不安に思ったのだ。私はこういうとき、データよりも自分の印象を信じる。内科医の推論の方を信じてみるようにしている。こうしたことをしているうちに、先に述べた「そもそもの前提」らしきものを疑うことができるのかもしれない。この患者はやっぱり何かおかしなことになっているのだ。

このエピソードの真のテーマは、患者が医師に何か隠しているということである。この女性医師なら、早晩この患者が嘘をついていると疑い始めるはずだ。

そう、冒頭にも述べたが、患者のつく嘘というのは、嘘だと見抜いてからが難しい。このケースの難しさは、診断にあるのではなく、治療にある。話の中の「私」が「斜め上の遠くを見て」しまったのは、これからの治療経過の前途を憂慮してのことだったのだ。

エピローグ

「先生、ちょっといいですか」

「お。お疲れさま。いいよ」

「あの、先生にご迷惑おかけした、例の検査したがらないあの患者さんですが」

「あー、うん。で先生、結論出たんでしょ。言ってみ」

「偽性バーター(Bartter) 症候群」

「正解！　さすがだね」

「あの人、なかなか血ガスも採らせてくれなくて……」

「確かに嫌がりそうだね」

「結局は採って、代謝性アルカローシスがあって」

「で、どうなった？」

「はい。でも利尿薬や下剤や嘔吐癖なんかは言いませんでした」

「そうか」

「でも、こんなのを飲んでたんです。貸してくれました」

彼女は、見慣れない錠剤のシートを私に渡した。使いかけのものらしく、何錠かは空になっている。

「日本のじゃないね。レボチロキシン（levothyroxine）って書いてある」

「はい。これ一錠100マイクログラムらしいんですが、これを一日三錠は飲んでたらしいです……」

「300マイクロ！　すごいな」

「代謝を増やしたいために飲んでたそうです。自己輸入して」

「それでも筋トレしたくなるんだね」

「でも先生、彼女は自己催吐もしないし、いわゆるボディ・イメージの歪みとか言いませんし、そもそもまぁ細身ではありますが、極端なやせではないですよね」

「そうだね」

「カリウムが低いのとかって別の変な病気なんでしょうか。なんか偽性バーターはあくまで推測なのかなって不安になっちゃいます」

「大丈夫だよ、先生が正しい」

「でも利尿薬とか飲んでないっていうのが本当なら、偽性じゃなくて本当のバーターとかギッテルマン（Gitelman）とかも鑑別しないといけなくなっちゃいますよね」

「大丈夫だよ、違うから」

彼女は戸惑ってはいたが、私の考えを聞いてくれた。この患者さんは摂食障害／神経性食思不振症だと思う。みかけの体型や、自身が申告する食行動だけで判断できないのだ。むしろそういうのはマイルドで、この患者のように思春期や若い頃にあまり問題にならずに、中年くらいの時分で、こうした一見正常の人たちからひどく逸脱せずに過ごしている人の中に潜在するのである。私から見れば十分変わり者に見えてしまうが、そのことは今は脇へ置いておこう。

ひどく逸脱しないというのは、極端なやせだとか、むちゃ食いやあからさまな自己催吐を繰り返していないという意味である。年齢が経った摂食障害は、典型的な臨床像から歪む。状況に見合わない、極度の筋トレ行動は、広義にはやせを目指す行動であり、そして広義には自傷行為でもある。

このケースの難しいところは、そういう行為であると想定した上で、さらにその奥底にある患者のストレスを診ていくことにある。検査をして、診断が確定したところで、それだけでは何にもならないことを、他ならぬ患者自身が気づいていたのだ。本能で。この患者はクレーマーではない。優秀な女性医師によって真実が暴かれるのを恐れたのだ。検査をする、本当のことが判明する、不適切と思われる行為を正すよう言われてしまうという構図を恐れたのだ。

ただ、この患者の行動はそこまで合理的ではない。医師に隠れて服用していたはずの薬をみせてくれた。正式なルートでの処方薬ではない、明らかに不適切な薬を、だ。この一貫しない「奇行」をみるに、きっとどこかで助けを求めてもいるのだ。この矛盾を受け止めねばならない。ただ、ここが難しいのだ。

「じゃあ、きっとこの患者さんは利尿薬も飲んでますね」

彼女は察しが良い。そう、その通り。私と同じ意見だ。高用量のレボチロキシンの内服だけでは、この状況や検査データは説明がつかない。この先生はきっと、いや絶対に素晴らしい「推論屋」になれる。

確認はしていないが、このやりとりをしている間、私が斜め上の遠くをみる仕草を何度もしていたことにきっと彼女は気づいていたことだろう。

◆学校でいうモンスターペアレントとされる存在が医療現場にもいて、モンスターペイシェントと呼ぶことがある。自己中心的で理不尽な要求をする、悪態をつく、助言に納得せず診療時間を無視し執拗な質問を長時間繰り返すなどの行動が問題となっている。

◆摂食障害の患者は、やせることを目的として、利尿薬や下剤を明らかに不適切に使用するといった行動の障害が見られる。利尿薬のカリウム排泄作用により低カリウム血症がしばしばみられる。

◆偽性バーター症候群は、過剰に利尿薬や下剤を使用してしまうことによって低カリウム血症となる代謝の異常で、先天性の病気であるバーター症候群と同様の症状を呈する。

◆腎臓内科の守備範囲は腎不全や腎炎などの腎臓病だけではない。腎臓はナトリウム・カリウム・重炭酸・リンなどのミネラル・電解質を調節しているため、電解質異常も腎臓内科の守備範囲である。

◆レボチロキシンというのは甲状腺ホルモンが少なくなる病気の治療薬であるが、薬剤自体には基礎代謝を上げ熱を作る作用があるため、甲状腺の病気がない者が代謝を上げて体重を減らす目的で不適切に使用する事例がある。

Episode10

太陽の声

終着駅の
向こう側を
僕らはいつも
見ている

私は病棟で研修医に偉そうに自分の昔話をしていた。この前高校の同窓会で、国語教師で担任だった恩師から、歳とってやっちゃいけないことは説教と昔話と自慢話だと教わったばかりだったのに。

なぜそんな昔の話をしていたか。それは、その研修医が「仮病の見抜きかた」を教えてくれと言ってきたからだ。そしてそれはなぜかといえば、今まさにその研修医が仮病か本物の病気かの区別に迷う患者さんを診ているというのだ。

その研修医は、すでに私のところへの研修は回り終わっていて私とは顔なじみだった。そのときから思っていたが、彼は頭がいい。頭がいいと言っても、優等生的ではなく、自分の頭で納得するまで考えて、自分の言葉でしゃべる。こういうと聞こえはいいが、普通の指導医からしたら少し異端で扱いにくいようだった。なんせ、カンファレンスなどでも周囲に忖度せずに思ったことを言うものだから、むしろ厄介がられていたのかもしれない。ただ私は当時から思っていた。彼は若さゆえの危なっかしさはあるものの、いい意味で考えが素人目線に近く、どんな状況でも常識的な考えができる。医者は、年数とともに当たり前の感覚をだんだん忘れてしまうものだ。

そんな彼が悩んでいたのだ。彼は今は脳神経外科を研修しているという。受け持ち患者さんが、またけいれんを起こしたため病棟に駆けつけて対応し、それが一段落した合間に私に病棟で遭遇したというわけだ。彼の指導医は現在緊急オペ中らしく、脳外科チームでそこにいたのは彼一人だけだった。

彼から、その悩ましい患者について少し教わった。

三十二歳の若い男性。てんかん発作を繰り返している。他の病院で匙を投げられ、水頭症疑いとしてうちの脳外科に転院してきたそうだ。今日は、夕方の看護師のラウンド後にまた全身のけいれん発作が起きたという。その看護師によれば、訪室時は元気でさっぱりしていた。検温や血圧測定後、明日腰椎穿刺の検査があるから朝食は待ちとなります、という説明をして病室を出て、他の患者のラウンドをしていたさなかの急変だったという。

彼の素人のような雑なプレゼンは非常に聞きにくいのだが、聞いているうちにその三十二歳の男性患者の診断に関しては私はもう察しがついてしまった。一方彼の指導医は、あのけいれん発作は偽物だと考えているらしい。

そんな時、私は一人の患者を思い出した。以前、神経内科を研修するため、とある病院に短期研修に出向していたときに経験した症例である。

◆　◆　◆

それは十六歳の女の子だった。少し年の離れた二人の姉がいる。三姉妹の末っ子で、知的障害のある子だった。たしか三歳くらいのときに顔の下半分にやけどを負ってしまい、何というか顔にはかわいそうなやけど痕が残ってしまっていた。

知的障害の背景は記憶にないが、小学校の時分はいわゆる特殊学級に入れられていた。ちなみに家は裕福とはいえず、どちらかと言うと生活はぎりぎりだった。

母はこの三姉妹を産んだ実母だが、離婚している。この子らは母親が引き取って暮らしていた。母親はいわゆるキャリアウーマンで、子育てはもちろん、バリバリ外で男性に混じって働ける人だった。ちなみに患者の姉二人も、塾や習い事などには一切行っていないのに、スポーツ万能・学業優秀という地元では有名な姉妹で、高校はそれぞれ地元で一番の進学校へ入学し、その後も県下の国立大学に入学していた。

シングルマザーである母親にもその後、相手ができた。再婚相手だか内縁だかは忘れたが、男が同居してきたのである。その男はたしか無職で、母が引き続き一家の生計を立てていた。そうすると、その男は基本的に家にいることになる。そのためその十六歳の女の子のお世話は男がすることになっていた。

この女の子が、月に何回かけいれんを起こすようになった。当然その都度病院へ搬送され、けいれんが止まらなかった場合には入院となっていた。

その「発作」はいくつかパターンがあって、一つは頭をぶるぶる横振りするパターンである。これは座っている時も立っている時も両方あって、激しく発作性に首を横振りするけいれんである。このパターンの時は、意識は一定以上保たれていて、立っている時に起こっても転倒はしない。この発作で搬送されたときは、特に処置や入院などせずともよいと判断されて、その都度帰宅という転帰となる。

ただこういうことが度々あるので、やっていたアルバイトもすぐに辞めることになってしまっていた。例えば回転寿司チェーン店の裏方の皿洗いのバイトも、物を破損してしまうといけないからということで、暗に退職に追い込まれてしまっていたのである。

別の発作のパターンは、目立った外傷は負わないものの急に倒れこんで転倒し、その後身体がプルプルし始めてしまうというものである。この時は目を閉じて応答ができなくなる。手足の振るわし方はバラバラであまり法則がない。

問題はこうした時に、目が覚めた後も時々体が動かなくなる、立てない、片足だけ動かせないなどの神経症状を思わせる症状が起きてくることであった。声が出なくなってしまうこともあった。こうなると、数時間経っても動けないこともあり、入院せざるを得なくなっていた。しかし、脳波、MRI、血液検査、髄液検査などではいずれも異常所見は見つからなかった。毎回である。

そしてこうした発作による搬送が頻回となっていった。週に三回はざら、当直医も毎回の長時間の対応に疲弊、付き添う父親も長々不満を訴えることが繰り返された。ほとんどが、毎回付き添いのもと帰宅という指示になる。この父親は「毎回毎回、こうやって呼びつけられてしまっては、もう敵わない。薬も効きやしない！」と激しい口調と半ば怒号で訴えるようになって、もうその病院では診られなくなってしまった。

◆　◆　◆

私は研修していた神経内科の外来診察に陪席していた。私とその子の最初の出会いは、指導医の外来に紹介されて来たときだった。なので、その子のことは初診時の様子からよく覚えている。診察には、患者本人の他、父親と上の姉も来ていた。

「毎回毎回大変なんだよ」「薬も効かねぇし」とずっとその男は苛立っていた。行けと言われたからしぶしぶ来た、としきりに訴えている。紹介状によれば「患者の父親からもうこんな病院には来ないとの申し出もあり」とあるが……。

「ここになら毎回来れるってわけじゃないからな」

試しに「入院ならできるんですか？」と訊くと「そんなのできるわけねえだろ……」とその男は呟いた。そのとき終始患者の隣に立っていた聡明そうな姉が口を開いた。

「先生、なんか私にできることありますか？」

「あるよ」

指導医のリアクションについ私は「えっ」と驚いて、思わず指導医の顔に目をやった。父親も同時にそうしていたようだった。

「このデジカメを貸すから発作の時の動画を撮っておいて欲しいの。それならできる？」

「できます」

「ありがとう。そうしたらこれ先生の名刺だから、何かあったらこのメールアドレスに送ってくれてもいいよ」

「わかりました！　ありがとうございます！」

「で、お父さん」

私の指導医はそのあとその男を諭すように、動画が撮れていれば毎回の発作のたびにすぐ救急車で連れて来なくてもよいこと、デジカメを持ち込んでくれれば、月・火・木の外来日にいつでも飛び入りでも来ていいこと、などを伝えた。これに応答したのは姉だった。

「それなら私にもできるかもしれませんし、普通のときならこの子だけでも来れると思います。行き方とか受診の仕方を教えておきますので。それでもいいでしょうか？」

私の指導医は「もちろん」とニコッと親指を立てた。指導医の方が子どもっぽかった。

◆　◆　◆

外来診療が全部終わった後に、どうしても印象に残ったあの子について、思わず指導医に話しかけた。

「本当ならビデオ脳波をやるんじゃないんですか？」

「そうだね。でも無理じゃない？」

「そうですよね」

「ところで、あの子はダウン症だよね」

「えっ」

私は本当に虚を突かれた。

「やけどの跡でちょっとわかりにくいけど、きっとそうだよ」

「でも先生、きっとまだ診断されてませんよ」

「そうだね。でも多分ダウン症ってわかってるよ、あの家族は。家族って、あのお姉さんとお母さんね」

実はお母さんは、あの子の診察が終わった直後に病院に駆けつけていた。診察には間に合わなかったが。その時、廊下で患者とお母さんがお話している様子も見ていたのだった。

「先生はゲシュタルトって知ってる？」

「知らないです」

「ピット・ホプキンス症候群も知らないよね？」

「知らないですよ」

この辺りはもう二人でけらけらと笑っていた。お互い疲れていたらしい。

「ピット・ホプキンス症候群は特有の顔貌で診断するんだけど、どんな顔貌かって専門家に言わすと、そういう顔貌です、としか言えない。そういう世界があるのよ」

「言葉にできない、みたいな？」

「言葉にできないわけじゃないけど、言葉の集大成以上のものがあってね。ダウン症にもそれがあるのよ、多分」

「顔貌ですか」

「いやあ。ゲシュタルトって概念は、臨床にもこれからどんどん入ってくると思うよ。まだゲシュタルトなんて言うやつ、誰もいないけど」

と、私の指導医は笑ってみせた。

「ダウン症の子とその家族の絆って、本当に強いのよ。健常者より。お互いを信頼してるというか。なぜか。なぜだろうね。わからない。」

「確かにあの子のお母さんとかお姉さん、ちゃんとしてるというか……」

「そう。なんだか達観しているというか、接し方とかみるとね、普通の親子にはない雰囲気があるのよ。健常の子の家族間の関係の方が希薄というか未熟というか……」

「普通の親子より濃い時間を過ごしてるからでしょうか」

「あっ！　それ近いね。先生、なかなかいいセンス持ってるね」

◆　◆　◆

私はその日の帰り、ふと気づいた。そういえば、あの患者の「けいれん」に関する見立てを指導医から聞くのを忘れていた。長時間ビデオ脳波同時記録検査のことを振ったつもりだったが、ダウン症の話になってしまった。

そういえば、過去に自分がみたダウン症児の親子は皆、ピンチに強いというか、とても落ち着いていた。普通の何倍もの濃い時間を生まれた時から共に過ごしているせいで、百年くらい一緒にいるかのような達観状態になっているのかもしれない。健常の親子には一生かけてもなれないような、素敵な関係性があの子たちにはある。こういうことは言葉でうまく表現できない。

賢明な読者へ

今回の症例は、エピソードの中の医師である「私」の回想中に出てくる患者である。回想するきっかけになったのは、病棟で以前指導した研修医にふと遭遇し、そこで何気なくされた症例相談の内容からだった。

話の中では、その研修医の患者（三十二歳男性）と「私」の以前の指導医の患者（十六歳女性）はともに同じ病態として描かれている。二例ともテーマも同様であり、繰り返す「けいれん発作」が本物か偽物かというものである。ただ、医学的所見については厳密な描写はないものの、この二例の患者それぞれについた「神経専門医」と思しき医師らは、ともに診断には難儀していないようだ。

つまり、発作を繰り返すという困った状態でやって来た割にはあっさりと見立てが終了しているのである。見抜きかたも何も、もう仮病を見抜いているのである。

心因性非てんかん性発作

このような意味では、わかる人にはもう今回のエピソードでテーマにしている病態は、自明のことと思われる。これは典型的な心因性非てんかん性発作（Psychologic non-epileptic seizure：ＰＮＥＳ）の経過である。今回のエピソードを通して伝えたいのは、ＰＮＥＳの専門的包括的知識ではない。ＰＮＥＳという語を知る、こういう病態があることを知る、典型的な発作の内容を知る、この辺りをボトムラインとし、一線の臨床医の目標としてはそれを動画の上でよいから目視し、その患者をてんかん専門医かそれに準ずる医師にコンサルテーションすることである、としたい。

ただし大切なことなので最初に言わせてもらうと、偽発作pseudoseizure／ＰＮＥＳを見抜いて終わりでは決してない。見抜いた、見抜きそうになったのならば、どうかその瞬間に始まりだと思っていただきたい。

本物のてんかん性発作とそっくりなPNES

PNESは、その字義通り「非てんかん性」である。まずこの点で、てんかんの発作と病態を異にする。てんかんは脳内の電気的活動の異常・過剰から起きるもので、多くの例では（それが臨床医にとってわかりやすいか、わかりにくいかは別にして）脳の器質的な異常・問題・影響の存在下に生じる。

一方、非てんかん性発作（PNES）は、強いストレス存在下に生ずる心理的な苦悩から起きる。前者は神経生理学的な問題で、後者は感情の動きが関与する。

最初に違いを述べてしまったが、臨床的問題はむしろ両者の類似性にある。意識状態が変動したり様子がおかしくなったり、また体を強くひきつけ、手足や体を震わせたりする。PNESを知っていてもいなくても、PNESの患者の『けいれん性発作』を目の当たりにすれば、なんというか、本当に焦る。

これは医療の素人なら当然、慣れた臨床の人間でもその『迫力』に圧倒され、誰が対応しようともいくばくかの緊急性を感じてしまう。真のけいれん発作との違いを、けいれんのパターンで見抜けるとしても、雰囲気や臨場感では区別して見抜くことはできないだろう。
その上で、一応PNESを示唆する所見を表に示す。ただこれも完全ではないことを理解されたい。本来は、その時の姿勢、意識状態、持続時間などの微妙な違いやそれらの組合わせ、あるいは発作が起きた患者の背景（年齢や知能レベル、初回なのか発症何年なのか、てんかんが併発しているのか、抗てんかん薬がすでに入っているのか、幻覚症状の有無や、てんかん専門医の介入の有無）などを加味した判断となる。

表　いわゆる『偽発作』を示唆する所見やエピソード

- ・意識や記憶は一定以上保ちながら、首を激しく左右に振ることを繰り返す
- ・意識や記憶は一定以上保ちながら、手足を左右交互にばたつかせる
- ・立位の状態でけいれんが上半身だけで、ぶるぶる震わせるような動きが数分以上
- ・発作中に強く閉眼している
- ・発作後に普通にしている（意識混濁、朦朧、興奮などがない）
- ・転倒したと同時にけいれんするのではなく、怪我もなく崩れるように倒れて少し経った後にけいれんする

用語の誤用による誤解

ところで「発作」というのは、突然シャープな症状が現れて、比較的短時間続くといったイメージで捉えられる。個人的観測では、PNESの問題を難しくしていることの一つにその名称があると思う。

まず心因性非てんかん性発作の「発作」という部分である。てんかん発作に並ぶもの、類似するものだけがPNESの範疇であるとしてしまう点だ。実際には、意識障害を伴わずに体が動かない、体のどこか一部がしばらくの間動かせない、声を出せない、立ち上がれないといったものや、急に眠り込んで起こしてもずっと眠ったままのような状態、といったものもPNESに含まれる場合がある。何時間もの間、眠っているかのような状態になるとなれば、もはや「発作」とは言い難い。人格・精神変容が突然、けいれん発作などがなく生ずる例もある。

また日本の医師にありがちな誤謬で、用語の誤認がある。『てんかん』発作の表現型が『けいれん』とは限らない。脳は著しいてんかん発作を呈していても、身体はけいれんは起こさず意識障害（あるいはそれもなし）だけのこともある。脳は全くてんかんを起こしていなくても、（時に本当に激しい）けいれんを起こすこともある（これがPNES）。

また、「心因性」という表現も医療者には不適切な先入観を与え、また患者や患者の家族には不適切なスティグマを与えることもある。

PNESの診断と治療の困難さ

PNESの確定診断は、話の中でも少しだけ触れられているが、長時間ビデオ脳波同時記録（ビデオ脳波モニタリング）でつく。これはこれでよい。ただPNESと診断できたとしても、患者全体あるいはその周辺のクオリティ・オブ・ライフの改善・問題解決にならないこともある。診断がついても納得していなかったり、けいれんの機序自体はPNES（偽発作）だとわかったとしても誘因となる感情や抗いがたい心理的苦痛が和らがなかったりする。治療も、うまくいったりいかなかったりする。また古典的で有名なテーマではあるが、PNESと本当のてんかん発作が混在・共存することもある。相互にそれぞれの発作がトリガーになっていることすらあるという。

あと少し考えれば当然のことであるが、ＰＮＥＳと思っていても本物のてんかんであることもある。こういう困難も伴うから、ＰＮＥＳあるいは『ＰＮＥＳ疑似症』を認識したのなら次のアクションは、（すでに述べたように）てんかん専門医かそれに準ずる医師にコンサルトする、として欲しい。この辺りのことも含めてＰＮＥＳの困難さがある。

ＰＮＥＳの認知の広まりの効用

「必ず確定はてんかん専門医」ということさえ標語として認識していたら、私の考えでは、基本的にＰＮＥＳは過剰診断くらいの方がいいと思っている。何気ない、困った症状の繰り返しで悩んでいる患者の中にＰＮＥＳが混じっているかもしれない。ただそうなると神経専門医やてんかん専門医だけでは人手が足りない。救急医、精神科医、一般内科医、プライマリケア医、コメディカル、学校・教育関係者なども、ＰＮＥＳという状態を知っておいてよいと思う。

「謎の、治らない発作」に名前がつくという周囲の安堵、不適切なてんかん治療や無用な救急受診や入院に伴う処置や投薬を避けることができる、といったことはＰＮＥＳの診断がつかないことよりもメリットが多いと思われる。「心因性」を受け入れて、前に進むことの困難さはあるのは理解している。ただ、それを乗り越えていく価値はデメリットを補って余りある。

心因とは

最後に、というかあらためて「心因性」という言葉の重さについて触れる。

一番よくある誤認は、心因性疾患を「器質的疾患でないもの」とみなすことである。身体疾患・内科的疾患の枠にはまらないものは、すべて心因性であるとされてしまっている場面を本当によくみかける。『心因＝偽物』では決してない。患者に対して安易に「心因」と告げることで、患者が「自分は『偽りの病気・仮病』なのだから、もう診れない、もううちに来るなと先生に言われた」と感じさせることがあってはならない。

患者の『動物的勘』を甘くみてはいけない。医師が自分の症状が「心因」とわかったときの顔や声色、また心因であって器質的な疾患ではなかったということを告げるときの顔や声色を、患者は五感をフル動員して観察している。言ってしまえば、誤魔化せないのだ。だからあきらめて、心因を正しく捉えた方がいい。

心因というのは精神病ではない。心因はどんな人にもある。だから心因の問題はどんな人にもありうる。ちなみに精神病は極めて理不尽な病で、多くが薬物治療の適応である。心因性疾患だろうと精神病であろうと、どんな人にも明日は我が身である。

精神病との比較でいえば、精神病は一つ一つの認知・心理面の動きに病的変質がみられるのに対して、心因性は一つ一つの認知・心理そのものに異常はない。ただそれらの繋がりや連動に不具合をきたしている状態であり、総体としては機能異常として語られる。「拗らせた状態」というのが非常にフィットした言い方だと思う。拗らせる、すなわち不都合な状態（症状やストレスなど）がよい状態になるのを長引かせたり、阻害したりしているというわけである。

私から言わせれば、多くの医師たちに言いたい。拗らせているのは、どっちだと。

エピローグ

やはりあの子のお姉さんはよくできる子だった。指導医と一緒に、持ってきてくれたデジカメの中を見ていた。あの子の発作のときの動画である。

「やっぱりPNESだね」

と、指導医は私に言った。

「あれだけ診断がつかなかったのに、先生のところへ来てあっさり診断つきましたね」

「問題は診断じゃないんだよ」

これにはハッとした。この先生はきっと、患者と初めて会った時から、いや紹介状を読んだ段階から、先のことまで見通していたのだ。そしてその時からどう治療しようかと考えていたに違いない。

◆　◆　◆

その後の指導医の診察は興味深かった。パッと見のらりくらりとしていたが、方針ははっきりしていた。まず、お薬は出さない。そして、臨時受診を本当に許容した。いつでも来ていいよ、が社交辞令でもなんでもなく、外来日であれば受け入れて診察していた。ただ、別に何をするというわけでもなかった。何せ薬剤を調整しているわけでもない。言ってしまえば「お話」だけである。

そうこうしているうちに徐々に変化がみられてきた。まず夜間や時間外の受診が減った。次に救急搬送が減った。そして次の変化として、受診自体が減ったのである。繰り返すが、先生は臨時受診の受け入れを拒否していない。むしろどうぞ、どうぞと歓迎する言い方を当初からしていた。

「お話」の内容であるが、内容がどうこうというより、相手によって話題を変えていたのが印象的だった。例の父親と一緒に来た時は、その父親をとにかく労って褒めた。大変でしたね、偉いですね、連れて来てくださってお疲れ様でした、などなど。お姉さんと一緒に来た時は、家庭のことを割と細かく聞いていた。穏やかに聞いてはいたが、言ってしまえばあれは詮索に近い。お母さんと来た時は、家のことも聞いていたが、むしろあまり会話せず親子のことをニコニコ見ていることが多かった。患者一人で来た時には、アルバイトでのことを詳しく聞いていた。

この先生の独特の「聞き分け」により、忙しい外来診察時間の中でとても有用と思える情報がたくさん入って来た。

◆ ◆ ◆

患者が三歳くらいの頃、彼女の実の父と庭でごみを焼却していた時のこと。火が弱かったらしく、ガソリンをそこへ注ごうとガソリンタンクを傾けた時のことだった。彼女の服の襟のあたりに数滴のガソリンが飛んでしまったのだ。父親がしまった！と思ったときには、彼女はもう火に包まれていたという。

もちろん父親がすぐ火を消して救急車を呼び、一命は取りとめたが、顔にやけどを負った。それも問題だが、その後父親が荒れた。きっかけはあった。ある日母親がついこのことを責めてしまったらしい。もちろん感情的なものだろう。父親はその自責の念に耐えられず、ある日突然どこかへ逐電してしまった。

母親と三姉妹だけで暮らしているときは、生活は苦しかったが幸せだったようだ。もちろん例の発作も起きていない。患者のけいれん発作は、新しい父親がわりの男が家にやって来たときから始まった。姉が言うには、患者はやはり男から家庭内で嫌がらせを受けていたようだ。ひどいものでは今でいうネグレクトそのもの、虐待まがいの内容もあった。

要するに、彼女のことを鬱陶しい存在と思っていたようだ。男がまだ同居して来ず、患者の母親と外で付き合っているときは、このようなことはなかったらしい。同居することで現実に直面せざるを得ず、耐えきれず煙たい存在になってしまったのかもしれない。

患者本人だけの時に聞いたアルバイトの話も、なかなか辛い話があった。どのアルバイトに就こうとも、そのバイト先でかなり雑に扱われていたというか、疎ましがられていたらしい。同じバイト仲間から辛く当たられるくらいなら誰でもあるかもしれないが、バイト先の社員、上司にも嫌がらせを受けていたようだ。すぐ辞めてしまっていたというのも、単に患者本人だけの要因ではなかったのだ。

◆　◆　◆

神経内科の研修は短期だったため、当時の私はあの子との関わりは長くはなく、私がその病院を離れるころには、まだ週一回ほどの頻度で指導医の外来を受診していた。週一とは簡単に言うが、実に多い。しかし、その時点ではもう、発作が起きても救急車を呼ぶということがなくなっていた。周りが対応法を覚えてきていた。適度になだめて様子を見ていれば自然に治るという経験を増やしていったからだ。

私が去った後、その年の年末に当時の指導医に挨拶をしたときには、なんと彼女の受診は月に一回の予約日だけになり、意識がなくなってしまうことも、やはり月一回くらいにまで減っていると聞いた。すごい変化である。

例の父親も、養育にかなり協力的になって来たらしい。少なくとも、病院で苛ついたり怒鳴ったりするようなことはなくなった。通院の付き添いで患者と一緒に来たときは、患者と二人で笑顔で会話するようにもなったようだ。パートタイムではあるが、お互い定職に就いて、お互いの時間が作れて、不必要に一緒にいなくてよくなったのも大きいのだろうと思った。そうすると、彼女のけいれん発作というのはなんだったのだろうか。彼女の継父が思っていたように、迷惑なものであったのだろうか。単に病気で、その症状がよくなっていったという経過をみていただけであろうか。

後から振り返って、合目的すぎると言われるかもしれないが、どう考えても彼女のけいれんは彼女の言葉なき悲鳴だったのだと思う。彼女の辛い気持ちが、けいれん発作という身体の症状になっていたとは考えられないだろうか。

彼女の声なき「叫び」は、一時は家族を不安定にしたが、結果として家族を再び一つにした。彼女に何の罪もないが、その昔彼女の顔のやけどをつくった事件が家族を不安定にする火種をつくった。そして他ならぬその彼女が、太陽のような存在となって、また温かい家庭をつくった。

言葉がうまく使えない人は、その存在と態度で自分の思いを示すのだと知った。

◆　◆　◆

私は病棟で研修医に偉そうに自分の昔話をしていた。

「先生、自分はあれ、ほんとのけいれんだと思うんですよね」

私は研修医にこう言われて、いやいやそれはね、これこれこういう所見があるから偽物のけいれんでPNESと言うんだよ、としたり顔で言うのだけは激しく拒絶してやろうと思った。あの患者のときも、私の指導医は私にしたり顔で滔々と解説したりはしなかった。研修医の患者さんのけいれんも、おそらく本物のけいれんではない。しかし、患者本人にとって一体何が偽物だというのか。患者にとっては、それは本当の訴えである。そういう意味では、この研修医の言い分も一理あるのだ。

私の心の中では、「その通り、先生の言う通りほんとうのけいれんだよ」と言ってしまおうか、真面目にPNESのことを解説しようか、悩んでいた。ただ、この研修医ならどっちから言ってもきっと大丈夫だし、また片方だけ言っても、結局彼はこの先将来どこかでもう片方についても、きっと自分で学ぶだろう。

奇しくも彼は「仮病の見抜きかたを教えてくれ」と私に言った。仮病というものに振り回されたりする側からしたらたまったものじゃないが、仮病を発する側からすればそれは大真面目な心の叫びであるという側面も大事だ。そう考えていれば、「仮病を見抜いてしたり顔」で終わらず、本当に大変なのは、見抜いてからだということを忘れないでいられるだろうと思った。

仮病というものをわざわざつくらないといけないほどに、患者の苦しみは深いのだから。

◆長時間ビデオ脳波同時記録(モニタリング)検査とは、入院の上で数日から一週間ほど、昼夜を通し一日中、脳波とビデオ撮影を同時に記録する検査である。検査中は発作時の様子とその時の脳波が同時に撮れるように動画撮影をする。

◆長時間ビデオ脳波モニタリング検査の目的は、発作がそもそもてんかん発作か否か、またてんかん発作の場合は全般発作か焦点発作かといったことを明らかにすることである。薬が効かず難治と判断された場合にはこの検査の必要性が出てくる。

◆典型的な心因性非てんかん性発作の診断は、家族や友人が撮影した動画でも可能である。最近ではスマートフォンが十分普及しているため、周囲の人間に発作時の動画撮影を依頼し実行してもらうことが容易となった。

著者紹介

國松淳和　くにまつ・じゅんわ

一九七七年愛知県生まれ。内科医。日本医科大学医学部卒業後、国立国際医療研究センター膠原病科、同センター総合診療科などを経て、現在は医療法人社団永生会南多摩病院 総合内科・膠原病内科に勤務。

リウマチ専門医、総合内科専門医の資格を持ち、不明熱をはじめとした「原因のわからない病気の診断と治療」を専門としているが、一般内科医としてどんな症状・病態にも対応することを信条としている。

著書に『ニッチなディジーズ』（金原出版）、『内科で診る不定愁訴』（中山書店）、『「これって自己炎症性疾患？」と思ったら』（金芳堂）などがある。

好きな漫画家は手塚治虫、好きな作品は『ブラック・ジャック』

仮病の見抜きかた

定価（本体 2,000 円＋税）

2019年4月30日　第1版第1刷発行

著　者　國松《くにまつ》　淳《じゅん》和《わ》

発行者　福村　直樹

発行所　金原出版株式会社

〒113-0034　東京都文京区湯島2-31-14

電話　編集　(03)3811-7162

　　　営業　(03)3811-7184

FAX　(03)3813-0288

振替口座　00120-4-151494

http://www.kanehara-shuppan.co.jp/

ISBN978-4-307-10197-4

印刷・製本／シナノ印刷

装幀・本文デザイン／小口翔平＋山之口正和（tobufune）

エピソードタイトル/尾久守侑（詩人）